中医历代名家学术研究丛书

主编 潘桂娟

Academic Research Series of Famous
Doctors of Traditional Chinese
Medicine through the Ages

"十三五"国家重点图书出版规划项目

崔为 编著

陈修园

U0334957

中国中医药出版社

·北 京·

图书在版编目（CIP）数据

中医历代名家学术研究丛书.陈修园 / 潘桂娟主编；崔为编著.
—北京：中国中医药出版社，2017.9
ISBN 978-7-5132-3691-1

Ⅰ.①中…　Ⅱ.①潘…　②崔…　Ⅲ.①中医临床—经验—
中国—清代　Ⅳ.① R249.1

中国版本图书馆 CIP 数据核字（2016）第 249155 号

中国中医药出版社出版

北京市朝阳区北三环东路 28 号易亨大厦 16 层
邮政编码　100013
传真　010 64405750
河北新华第二印刷有限责任公司印刷
各地新华书店经销

开本 880×1230　1/32　印张 8　字数 205 千字
2017 年 9 月第 1 版　2017 年 9 月第 1 次印刷
书号　ISBN 978 - 7 - 5132 - 3691 - 1

定价　45.00 元
网址　www.cptcm.com

社 长 热 线　010-64405720
购 书 热 线　010-89535836
侵 权 打 假　010-64405753

微信服务号　**zgzyycbs**
微商城网址　**https://kdt.im/LIdUGr**
官 方 微 博　**http://e.weibo.com/cptcm**
天猫旗舰店网址　**https://zgzyycbs.tmall.com**

如有印装质量问题请与本社出版部联系（010 64405510）
版权专有　侵权必究

2005 年度国家 "973" 计划课题 "中医理论体系框架结构与内涵研究"（编号：2005CB532503）

2009 年度科技部基础性工作专项重点项目 "中医药古籍与方志的文献整理"（编号：2009FY120300）子课题 "古代医家学术思想与诊疗经验研究"

2013 年度国家 "973" 计划项目 "中医理论体系框架结构研究"（编号：2013CB532000）

国家中医药管理局重点研究室 "中医理论体系结构与内涵研究室" 建设规划

"十三五" 国家重点图书、音像、电子出版物出版规划（医药卫生）

项目来源及国家重点图书出版计划

中医理论肇始于《黄帝内经》《难经》，本草学探源于《神农本草经》，辨证论治及方剂学发轫于《伤寒杂病论》。在此基础上，历代医家结合自身的思考与实践，提出独具特色的真知灼见，不断革故鼎新，充实完善，使得中医药学具有系统的知识体系结构、丰富的原创理论内涵、显著的临床诊治疗效、深邃的中国哲学背景和特有的话语表达方式。历代医家本身就是"活"的学术载体，他们刻意研精，探微索隐，华叶递荣，日新其用。因此，中医药学发展的历史进程，始终呈现出一派继承不泥古、发扬不离宗的繁荣景象。

中国中医科学院中医基础理论研究所，自 2008 年起相继依托 2005 年度国家"973"计划课题"中医学理论体系框架结构与内涵研究"、2009 年度科技部基础性工作专项重点项目"中医药古籍与方志的文献整理"子课题"古代医家学术思想与诊疗经验研究"、2013 年度国家"973"计划项目"中医理论体系框架结构研究"，以及国家中医药管理局重点研究室"中医理论体系结构与内涵研究室"建设规划，联合北京中医药大学等 16 所高等院校及科研和医疗机构的专家、学者，选取历代具有代表性或学术特色突出的医家，系统地阐释与解析其代表性学术思想和诊疗经验，旨在发掘与传承、丰富与完善中医理论体系，为提升中医师理论水平和临床实践能力和水平提供参考和借鉴。本套丛书即是此系列研究阶段性成果总结而成。

综观历史，凡能称之为"大医"者，大都博览群书，学问淹博赅洽，集百家之言，成一家之长。因此，我们以每位医家独立成书，尽可能尊重原著，进行总结、提炼和阐发。此外，本丛书的另一个特点是，将医家特色学术观点与临床实践相印证，尽可能选择一些典型医案，用以说明理论的实践价值，便于临床施用。本丛书现已列入《"十三五"国家重点图书、音像、电子出版物出版规划》中的"医药卫生"重点图书出版计划，并将于"十三五"期间完成此项出版计划，拟收载历代102名中医名家，总字数约1600万。

丛书各分册作者，有中医基础学科和临床学科的资深专家、国家及行业重点学科带头人，也有中青年教师、科研人员和临床医师中的学术骨干，分别来自全国高等中医院校、科研机构和临床单位。从学科分布来看，涉及中医基础理论、中医各家学说、中医医史文献、中医经典及中医临床基础、中医临床各学科。全体作者以对中医药事业的拳拳之心，共同努力和无私奉献，历经数年成就了这份艰巨的工作，以实际行动切实履行了传承、运用、发展中医药学术的重大使命。

在完成上述科研项目及丛书撰写、统稿与审订的过程中，研究团队暨编委会和审订委员会全体成员，精益求精之心始终如一。在上述科研项目负责人、丛书总主编、中国中医科学院中医基础理论研究所潘桂娟研究员主持下，由常务副主编张宇鹏副研究员、陈曦副研究员及各分题负责人——翟双庆教授、刘桂荣教授、郑洪新教授、邢玉瑞教授、钱会南教授、马淑然教授、文颖娟教授、陆翔教授、杨卫彬研究员、崔为教授、柳亚平副教授、江泳副教授、王静波博士等，以及医史文献专家张效霞副教授，分别承担或参与了团队的组织和协调，课题任务书和丛书编写体例的起草、修订和具体组织实施，各单位课题研究任务的落实和分册文稿编写和审订等工作。编委会还多次组织工作会议和继续教育项目培训，组织审订委员会专家复审和修订；最终由总主编逐册复审、修订、统稿并组织作者再次修订各分册文稿。自2015年6月开始，编委会将丛书各分册文稿陆续提交中国中医药出版社，拟于2019年12月之前按计划完成本套丛书的出版。

2016年3月，国家中医药管理局颁布了《关于加强中医理论传承创新的若干意见》，指出"加强对传承脉络清晰、理论特色鲜明的古代医家的学术思想研究，深入研究中医对生命、健康与疾病认知理论，系统总结中医养生保健、防病治病理论精华，提升中医理论指导临床实践和产品研发的能力，切实传承中医生命观、健康观、疾病观和预防治疗观"。上述项目研究及丛书的编写，是研究团队对国家层面"加强中医理论传承与创新"号召的积极响应，体现了当代中医学人敢于担当的勇气和矢志不渝的追求！通过此项全国协作的系统工程，凝聚了中医医史、文献、理论、临床研究的专门人才，培育了一支专业化的学术队伍。

在此衷心感谢中国中医科学院及其所属中医基础理论

研究所、中医药信息研究所、研究生院，以及北京中医药大学、陕西中医药大学、山东中医药大学、云南中医学院、安徽中医药大学、辽宁中医药大学、浙江中医药大学、成都中医药大学、湖南中医药大学、长春中医药大学、黑龙江中医药大学、南京中医药大学、河北中医学院、贵阳中医药大学、中日友好医院等16家科研、教学、医疗单位，对此项工作的大力支持！衷心感谢中国中医药出版社有关领导及华中健编审、伊丽紫博士及全体编校人员对丛书编写及出版的大力支持！

本丛书即将付梓之际，百余名作者感慨万千！希望广大读者透过本丛书，能够概要纵览中医药学术发展之历史脉络，撷取中医理论之精华，传承千载临床之经验，为中医药学术的振兴和人类卫生保健事业做出应有的贡献！

由于种种原因，书中难免有疏漏之处，敬请读者不吝批评指正，以促进本丛书不断修订和完善，共同推进中医药学术的继承与发扬！

《中医历代名家学术研究丛书》编委会

2016 年 9 月

凡
例

一、本套丛书选取的医家，均为历代具有代表性或特色学术思想与临床经验的名家，包括汉代至晋唐医家 6 名、宋金元医家 18 名、明代医家 25 名、清代医家 46 名、民国医家 7 名，总计 102 名。每位医家独立成册，旨在对医家学术思想与诊疗经验等内容进行较为详尽的总结阐发，并进行精要论述。

二、丛书的编写，本着历史、文献、理论研究有机结合的原则，全面解读、系统梳理和深入研究医家原著，适当参考古今有关该医家的各类文献资料，对医家学术思想和诊疗经验，加以发掘、梳理、提炼、升华、概括，将其中具有理论意义、实践价值的独特内容阐发出来。

三、丛书在总体框架上，要求结构合理、层次清晰；在内容阐述上，要求概念正确、表述规范，持论公允、论证充分，观点明确、言之有据；在分册体量上，鉴于每个医家的具体情况不同，总体要求控制在 10 万～20 万字。

四、丛书每一分册的正文结构，分为"生平概述""著作简介""学术思想""临证经验"与"后世影响"五个独立的内容范畴。各分册将拟论述的内容按照逻辑与次序，分门别类地纳入以上五个内容范畴之中。

五、"生平概述"部分，主要包括医家姓名字号、生卒年代、籍贯等基本信息，时代背景、从医经历以及相关问题的考辨等。

六、"著作简介"部分，逐一介绍医家的著作名称（包括现存、已经亡佚又经后人辑复的著作）、卷数、成书年代、主要内容、学术价值等。

七、"学术思想"部分，分为"学术渊源"与"学术特色"两部分进行论述。前者重在阐述医家之家传、师承、私淑（中医经典或前代医家思想对其影响）关系，重点发掘医家学术思想的历史传承与学术渊源；后者主要从独特的学术见解、学术成就、学术特点等方面，总结医家的主要学术思想特色。

八、"临证经验"部分，重点考察和论述医家学术著作中的医案、医论、医话，并有选择地收集历代杂文笔记、地方志等材料，从中提炼整理医家临床诊疗的思路与特色，发掘、总结其独到的诊治方法。此外，还根据医家不同情况，以适当方式选录部分反映医家学术思想与临证特色的医案。

九、"后世影响"部分，主要包括"学术影响与历代评价""学派传承（学术传承）""后世发挥"和"国外流传"等内容。其中，对医家的总体评价，重视和体现学术界共识和主流观点，在此基础上，有理有据地阐明新见解。

十、附以"参考文献"，标示引用著作名称及版本。同时，分册编写过程中涉及的期刊与学位论文，以及未经引用但能体现一定研究水准的期刊与学位论文也一并列出，以充分体现对该医家研究的整体状况。

十一、附以丛书全部医家名录，依照年代时间先后排列，以便查检。

十二、丛书正文标点符号使用，依据《中华人民共和国国家标准标点符号用法》（GB/T 15834–2011）。医家原书中出现的俗字、异体字等一律改为简化正体字，个别不能对应简化字的繁体字酌予保留。

《中医历代名家学术研究丛书》编委会

2016 年 9 月

内容提要

　　陈修园，名念祖，号慎修，一字良友；生于清乾隆十八年（1753），卒于道光三年（1823），福建长乐人，清代著名医家。著有《灵素节要浅注》《金匮要略浅注》《伤寒论浅注》等十几部著作。陈修园主张《内经》为体，张仲景方为用，强调中医经典为临证的基础，集诸贤之大成，继承发展了"六经气化学说"。陈修园一生致力于医学普及教育，其著作在后世产生了广泛影响。本书内容包括陈修园的生平概述、著作简介、学术思想、临证经验、后世影响等。

陈修园，名念祖，号慎修，一字良友；生于清乾隆十八年（1753），卒于道光三年（1823），福建长乐人，清代著名医家。著有《灵素节要浅注》《金匮要略浅注》《伤寒论浅注》等十几部著作。陈修园主张《内经》为体，张仲景方为用，强调中医经典为临证的基础，认为张仲景专以方药为治。陈修园在《伤寒论》研究方面，集诸贤之大成，深受张志聪、高世栻、张锡驹等影响，主张维护旧论，反对擅改原文；继承发展了"六经气化学说"，运用气化学说解释六经，细化分经审证，以标本中气、开阖枢解说伤寒。治学方面，主张理本《内经》，法熟仲景；创阅读仲景著作之法，告诫医人读仲景书时，须反复诵读体悟，于无字处阐微。陈修园一生致力于医学普及教育，勤于著述。其著作深入浅出，由博返约，通俗易懂，朗朗上口，对后世产生了广泛的影响。

现代有不少学者，对陈修园生平及其著作进行梳理与研究。这方面的研究具有一定的广度和深度，尤其对其著作真伪的考辨较为深入。同时，对陈修园学术思想的研究逐步深入，成为近年来研究的热点。此外，还以各种形式编译、整理出版了很多陈修园的著作。多以单行、合刊等各种形式面世，涉及的医书不仅仅局限于常见著作，而且延伸到了稀见的且有争议的著作上。这些著作的出版，为陈修园的学术思想的研究，提供了丰富的文献资料。

本书的编写，主要经历了三个阶段：一是原典阅读。作者在大量阅读冠以陈修园之名的医学著作基础上，首先辨析出陈修园著作的真伪，然后纵向梳理陈修园具有代表性的著作。二是陈修园学术思想的提取分析。作者通过分析每部著作的编写特点及学术思想，采用横向对比的方法，提取出陈修园主要学术主张、学术特点和诊疗经验。在此基础上，笔者广泛搜集阅读了与陈修园有关的现代研究成果，汲取其中的精华，融会贯通。三是按照编写要求，从生平大略、学术著作、医学思想、临证特色、后世影响等五方面勾勒出一代儒医陈修园的医学特点。本书在编写过程中，重视时代背景、地域学术氛围、儒学思想对医家学术思想形成的影响，梳理了陈修园对后世医家的影响概况。由于陈修园著作呈现给我们的是这样一个特点：即陈修园亲自撰写与指导子孙、弟子共同编写相结合，甚至很多书籍是陈修园故去以后，由其后人补注整理出版的，因此，本书提出了陈修园学术团队的概念。笔者在学习陈修园医学著作的过程中，注意到随着陈修园阅历的丰富，其性格由锋芒毕露逐渐向宽容大度转变，体现在其著作中，可见临证上更能兼收并蓄，博采众方。

本书所据版本:《南雅堂医书全集》，清同治九年庚午（1870）奎壁堂刻本;《南雅堂医案》，上海群学书店石印本;《家藏心典》，清道光十一年辛卯（1831）文焕堂刻本;《医医偶录》，清同治十三年甲戌（1874）蜀川蓬莱友善堂刻本;《伤寒医约录》，清二酉堂刻本。另外，还参考了中国中医药出版社 2006 年出版的《陈修园医学全书》。

本书在编写过程中，在查阅整理相关研究资料时，得到同道王姝琛教授的全力支持，在此表达我最衷心的感谢。

衷心感谢所参考和引用文献的作者以及支持本项研究的各位同仁!

长春中医药大学　崔为

2015 年 6 月

目
录

陈修园

生平概述

　　陈修园，名念祖，号慎修，一字良友；生于清乾隆十八年（1753），卒于道光三年（1823），福建长乐人，清代著名医家。著有《灵素节要浅注》《金匮要略浅注》《伤寒论浅注》等十几部著作。陈修园主张《内经》为体，张仲景方为用，强调中医经典为临证的基础，认为张仲景专以方药为治，集诸贤之大成。陈修园在《伤寒论》研究方面，深受张志聪、高世栻、张锡驹等影响，主张维护旧论，反对擅改原文；继承发展了"六经气化学说"，运用气化学说解释六经，细化分经审证，以标本中气、开阖枢解说伤寒。治学方面，主张理本《内经》，法熟仲景；创阅读仲景著作之法，告诫医人读仲景书时，须反复诵读体悟，于无字处阐微。陈修园一生致力于医学普及教育，勤于著述。其著作深入浅出，由博返约，通俗易懂，朗朗上口，在后世产生了广泛的影响。

一、时代背景

　　福建地处中国东南，历史悠久，"闽"这一称呼大约出现在周朝，后来福建又称闽越。其间随着朝代更迭，地域及名称也在不断变化。到了唐开元二十一年（733），中央政府设置福建经略使，"福建"之称肇始于此。"海上丝绸之路""郑和下西洋"、伊斯兰教传入，促使中外文化在这里交流。著名理学家朱熹生于斯，亦曾讲学于斯。这里出版业发达，思想文化活跃，海洋文化的图新，理学的思辨，传统与创新的交融，形成了福建文化的特色，培养了一代又一代卓越的人才。唐代著名文学家韩愈曾赞叹道："闽越有奇才，季民通文书，与上国齿。"

陈修园生于清乾隆十八年（1753），这时福建社会经济已经逐渐从战乱中恢复，造纸业和烟草业发展迅速。曾在清初被禁止的书院教育也开始复苏。这些对陈修园医学思想的形成都有非常大的影响。

福建素有"海滨邹鲁"之称，书院的历史悠久。陈修园自幼随祖父学习，中年时曾在著名的鳌峰书院读书，此后又多次在书院执掌教席，如1794年，在吴航书院掌教，后又应兴泉观察阿公、泉州郡伯张公的聘请主讲于清源书院。书院教育对陈修园医学思想的形成影响极大。

（一）书院历史

福建书院滥觞于唐，当时地处东南的福建政治稳定，经济发达，百姓安居乐业，人口迅速增长。历届地方长官重视学校教育，"大启府学，劝诱生徒"（明·黄仲昭《八闽通志》），形成了办学读书的好风气。除官办学校外，私人办学也很兴盛，开始出现了书院教育。据《八闽通志》记载，截至五代，福建书院达到16所之多，有私人读书之所，有教授宗族子弟的，还有授徒讲学的。这时书院的性质与宋代以后的略有不同，但是已经具备了教育培养人才的雏形。至清代，福建共创办了470所以上的书院。这些书院培养了大批知名人士，也促使书院发展走上良性发展的道路。

宋代中央政府重视文官，增加了科举考试的名额，刺激了书院的发展，尤其是理学的出现，更促进了福建书院的发展，彼时书院已达120多所，超过了官办的郡、州、府学，而位于福建书院的主讲人中最著名的当属朱熹。朱熹《福州州学经史阁记》云："福州府学于东南为最盛，弟子员常数百人。"当时宋人还这样描述福州"路逢十客九青衿，半是同窗旧弟兄""城里人家半读书"，其他州县也是"五步一塾，十步一庠"。

朱熹是理学的集大成者，他继承发展了周敦颐、程颢、程颐、张载等人的思想，创立了朱子学。这个学派对中国学术思想史乃至中国文化史都产生了深远的影响。他生于福建，一生中除在外省短暂停留外，大多都是在福建省内活动，包括在闽期间，他的主要精力都用于著书立说及讲学。在福建，他亲自创建了寒泉精舍、同文书院、武夷书院和考亭书院。由于朱熹及其门人的学术活动主要在福建及其附近地区，因此又被称为闽学。朱熹非常重视书院教育，曾提出过白鹿洞书院学规，主张学习要学问思辨，鼓励自由讲学，学术研讨。考亭书院是朱熹晚年定居、授课之所，也是朱熹最后完成他的哲学和教育思想体系、培养大批人才、形成其强大考亭学派的地方。朱熹的弟子继承老师的思想，授学不倦，先后建立了多座书院。从此书院成为理学家重要的传播基地。

元代书院教育衰微，明代中叶以后，王阳明心学兴起，讲学之风转盛，但是位于福建的书院状况并没有太大改善。

清代对书院建设经历了禁止、松动、鼓励的三个阶段。福建是反抗清军南下最激烈的地区，为了维护清朝政府的统治，顺治帝下令禁止建立书院。但是书院教育的历史文化不会因为皇帝的命令而消失，到了顺治十四年，衡阳石鼓书院开始恢复，康熙四十六年，福建巡抚张伯行在皇帝和各级政府的支持下，创建了鳌峰书院。在福州逐渐形成了四大书院，即鳌峰书院、凤池书院、正谊书院、致用书院。陈修园就曾在鳌峰书院就读。

（二）鳌峰书院

鳌峰书院是清康熙四十七年（1707）由张伯行创办，坐落于九仙山麓鳌峰坊。书院建正谊堂祀五子，明学统。张伯行在《鳌峰书院记》中称："闽中素号海滨邹鲁，盖自龟山载道而南，三传至考亭，而濂洛之学大著。其渊源上接洙泗，由宋迄今，闽士蔚兴，与中州埒。"感往昔之兴盛，张伯行提出创建书院的目的是"惟是仰企昔贤，广教化，进郡邑诸生，亲加考课，申严规程，端厥趋向，至于里巷编氓，则演圣谕十六章，饬有司朔望劝讲，闽之士庶几向风矣。又念士首席民，间有笃志好学，材良行修者，尤当萃而教之，以成其器，为国家储用者也。顾教之之道，视乎人之所倡为转移"。到鳌峰书院学习的读书人"日给廪饩，岁供衣服，无耳目纷营之累，而有朋友讲习之乐，藏焉、修焉、息焉、游焉，无不可为学也"。

书院的发展与主持书院的山长的学识、思想关系密切，鳌峰书院影响最大的山长当属蔡世远、孟超然、郑光策和陈寿祺。其中孟超然就是陈修园肄业鳌峰书院时的山长。

孟瓶庵（1730-1797），名超然，字朝举，瓶庵是他的号。福建闽县（今福州）人。清乾隆进士，曾任吏部五品郎中，分发四川学政。福建巡抚徐嗣曾恳请孟超然主持鳌峰书院，出任山长。在孟超然主持的8年中，培养了大量的人才，如陈寿祺、梁章钜、林则徐、陈修园等。能进入鳌峰书院学习，得孟超然的指导，一定是很荣耀的事情。陈修园在《十药神书注解》中曾记载道："乾隆丁未，余肄业鳌峰书院。"

福州鳌峰书院，在梁章钜的《楹联丛话》亦有记述："余髫龄即受业于孟瓶庵师（超然）之门，师由吏部郎乞养归里，时年方四十，掌鳌峰讲席十余年，终老于家。宅后有亦园亭，为读书静坐之地，日以惩忿窒欲自课。制楹联云：谈性命则先贤之说已多，何似求之践履；学考订则就衰之年无及，不如返诸身心。"

关于孟超然的夫人，梁章钜也有一则记述："孟瓶庵师德配何太恭人七十寿辰，余伯兄虚白公（际昌）献联云：人间贤母曾推孟；天下仙姑本姓何。恭人素通诗礼，得之甚喜。"

（三）书院教育

书院是一个相对独立的组织，不受科举制度的影响，可以自由读书、自由讲学。这样在书院里讲学、研修的学人一般都不急功近利，通过"学、问、思、辨"穷追至理。所以教师授课的内容往往是其所思所想所悟，学生同样可以提出问题，与老师探讨学术。

书院教育重视经典注释、教材编写，提倡学术辩论。如：朱熹借鉴佛教的讲经方式创立了讲会制度，倡导学术辩论。不同学派的学者可以往来讲学，通过辩论达到求真的目的。最著名的辩论就是朱熹和陆九渊的鹅湖之会，首开书院会讲之先河。中国古代书院的师生之间问道切磋，质疑问难，体现了"当仁不让于师"的实事求是良好学风。这种讲会制度也影响了书院弟子们重视经典学习与思考。

（四）书院影响

纵观陈修园一生，良好的社会学习氛围与书院教育对其学术思想影响极大。

陈修园自幼饱读圣贤书，35 岁在福州鳌峰书院学习，得名师孟超然指点。1794 年，陈修园以教师的身份"在吴航书院掌教，尝与学徒讲论，以'读于无字处，文到有神时'二句为举业妙谛，而学医者，亦必以此境地方许出而论证也"。（陈修园《医学从众录》）与学生讨论无论是为举子业读书，还是读中医经典著作都要做到"读于无字处"。陈修园先后受聘于清源书院、榕城嵩山之井上草堂。清源书院，深受朱熹理学思想影响，在讲堂左边建先觉祠，祭朱熹、蔡清、李光地等先贤。井上草堂是黄晋良开设的。黄晋良曾任明代工部主事，工诗古文词，长于书法。晚号东叟，居三山（福州）之井上草堂，又号井上老人。著作有《井上述古集》《和敬堂集》等。清乾隆二十二年，他在巷内开设了嵩山书院，育人读书。

陈修园在探索医学的道路上，得圣贤之影响，以高尚的医德为行为准则。他曾任职三辅，当他目睹当地暴雨成灾，瘟疫流行时，他一边组织救灾，一边救治百姓，活人甚众，颇有贤名。江鸿升在《金匮方歌括》序中记载到："吾乡陈修园先生宰畿辅，退公之余，操是术以救世，岁活人甚多。"（陈修园《金匮方歌括》）尊经重道也是深受理学思想的影响，并且在尊经的道路上找到了知音，如钱塘二张等医家。他重视医学教育和普及，广收弟子。在教学方法上，他采用讨论式教学方法；对经典医籍的注释，更重视医理的阐释，务求清楚、晓畅，而不过多地耽于训诂。书院教育的影响，使陈修园自觉地承担起医学普及教育工作，成为清代以来最著名的中医教育家之一。

二、生平纪略

关于陈修园，《清史稿·列传》记有："（陈念祖）乾隆五十七年举人。著伤寒金匮浅注，本志聪、锡驹之说，多有发明，世称善本。嘉庆中，官直隶威县知县，有贤声。值水灾，大疫，亲施方药，活人无算。晚归田，以医学教授，门弟子甚众，著书凡十余种，并行世。"（赵尔巽《清史稿》）《长乐县志·列传四》记载："陈念祖，字良有，一字修园，溪湄人。乾隆壬子举人。令直隶威县，善体民情，不事鞭挞。遇事能断，卓有贤声。尤精医学。辛酉夏，三辅大水，温疟流行，念祖以勘灾到其地，审天时，问土俗，相人体之肥瘠寒暖，制药丸三品，散给城乡，全活无算。家居后，仍行医济世，诊病必详审脉息，料断如神。尤能起死回生，超出群医之外，韩总宪鼎晋称为仲景后身。"（李驹《长乐县志》）陈修园尊崇仲景学说，学术上兼收张志聪和张锡驹等家思想，著《伤寒论浅注》《金匮要略浅注》等多部著作，深受习医者的喜爱，在医学教育方面成绩斐然。

陈修园年谱：

1753 年，乾隆十八年（癸酉），出生。

1756 年，乾隆二十一年（丙子），4 岁，丧父。

1759 年，乾隆二十四年（己卯），7 岁，随祖父学习，日诵《三字经》等，出口成韵。

1766 年，乾隆三十一年（丙戌），14 岁，读完六经，能辨药性。

1768 年，乾隆三十三年（戊子），16 岁，祖父去世。

1771年，乾隆三十六年（辛卯），19岁，补诸生。

1772年，乾隆三十七年（壬辰），20岁，遇方士，得野老方，诊新美境郑孝锦病。

1787年，乾隆五十二年（丁未），35岁，肄业鳌峰书院，受业于孟超然。

1788年，乾隆五十三年（戊申），36岁，科举考试失利，抑郁无聊。

1790年，乾隆五十五年（庚戌），38岁，陈修园临证城南，祖侄陈定中始遇修园，受业门下。已经完成《伤寒论浅注》《长沙方歌括》的编写。

1791年，乾隆五十六年（辛亥），39岁，授业于福州，尝在义溪为一妇人治产后病。

1792年，乾隆五十七年（壬子），40岁，中举。

1793年，乾隆五十八年（癸丑），41岁，赴京应试，春闱不售。其间曾为伊云林治疗中风，以二剂起之，名噪京城。因医术高明为和珅所重，陈修园固辞不就。秋托病而归家。掌教吴航书院。

1794年，乾隆五十九年（甲寅），42岁，著成两部书：《伤寒论读》及《长沙心法》，但尚未付梓。秋季，托病南归。

1795年，乾隆六十年（乙卯），43岁，执掌吴航书院，讲学南山。

1796年，嘉庆元年（丙辰），44岁，赴北方任职，编著《伤寒论浅注》。并命次子陈元犀拟注《伤寒论浅注》为前集，命长子陈元豹拟注《金匮要略浅注》为后集。著《女科要旨》，命陈元犀拟韵，但未付梓。

1797年，嘉庆二年（丁巳），45岁，应兴泉观察阿公、泉州郡伯张公聘主清源书院讲席。

1798年，嘉庆三年（戊午），46岁，于泉州师事蔡茗庄。

1801年，嘉庆六年（辛酉），49岁，在保阳当差期间著《时方歌括》。

1802年，嘉庆七年（壬戌），50岁，见熊谦山。秋杪，丁母艰，回籍读礼。取旧著重加删定。

1803 年，嘉庆八年（癸亥），51 岁，治司马公之媳咳嗽病。编著《景岳新方砭》《神农本草经读》《时方妙用》。

1804 年，嘉庆九年（甲子），52 岁，寓于福州，弟子程绍书偶患梅核气证，后经陈修园诊治，不数剂而病瘳。刊行《医学三字经》、作"识一字便为医说"附于该书后。

1808 年，嘉庆十三年（戊辰），56 岁，陈修园补阙入京，复到保阳供职。重注《伤寒论》。著《医学实在易》《长沙方歌括》。

1809 年，嘉庆十四年（己巳），57 岁，保阳供职之余，续著《伤寒论浅注》12 卷，删去《伤寒序例》《平脉》《辨脉》及《可与不可与》等篇。

1810 年，嘉庆十五年（庚午），58 岁，奉命赴保阳，途经天津，为道尹丁攀龙治水肿。

1811 年，嘉庆十六年（辛未），59 岁，元犀到保阳，侍奉其父。完成《伤寒论浅注》撰写。《金匮浅注》完成一半，命次子陈元犀著《金匮方歌括》。

1812 年，嘉庆十八年（壬申），60 岁，由保阳改署磁州转枣强县。

1818 年，嘉庆二十三年（戊寅），66 岁，代理正定知府。治泉郡王孝廉痢疾。

1819 年，嘉庆二十四年（己卯），67 岁，致仕。居福州，讲学井上草堂，行医。著《医学从众录》，增订《医学实在易》。《长沙方歌括》付梓。

1820 年，嘉庆二十五年（庚辰），68 岁，治大小儿梦遗。刊印《金匮要略浅注》等著作。

1821 年，道光元年（辛巳），69 岁，秋七月，弟子廖封廷病伤热厥，误药变狂，诸医束手无策，陈修园定以数剂方药，立起沉疴。著《伤寒医诀串解》《女科要旨》。

1823 年，道光三年（癸未），71 岁，三月初旬，陈修园右胁之旁生一疮疖，城中诸外科无不延而诊之，每敷药而痛更甚。病卒。葬于溪湄村。

陈修园殁后，著作出版情况：

1830年，江鸿升撰《金匮方歌括》序。

1841年，《女科要旨》《伤寒真方歌括》付梓。

1844年，《医学实在易》付梓。

1856年，《十药神书注解》付梓。

1865年，《灵素节要浅注》付梓。

三、从医经历

陈修园的从医经历及生平，大致可以从相关史传、地方志、陈修园的著作、门人子孙的记述，以及时人的序跋中清理出大致的轮廓。

陈修园祖籍长乐江田，后迁至环山溪湄村，这里山水环绕，民风淳朴。清乾隆十八年（1753）陈修园出生。祖父陈天弼，字居廊，清乾隆丁丑岁（1757）贡生，博学知医。因家素贫寒，私塾教学之余，兼为人诊病。父陈廷启，字巨源，在陈修园四岁时去世。

陈修园的启蒙老师就是祖父陈天弼，他幼承庭训，随祖父诵习经史，研习医药学知识。在其祖父的教育下，陈修园7岁能诵儒家经典，14岁通读四书五经，20岁补诸生，此时的陈修园医与儒并进。其长子陈蔚在《长沙方歌括》卷六记载："先严少孤，家徒四壁。半治举子业，半事刀圭家。"从医、从政、教书、著书成为陈修园医学生涯的重要内容。

1787年，陈修园35岁时，就读于鳌峰书院，准备科举考试。如《十药神书注解》"癸字补髓丹"下记载："乾隆丁未，余肄业鳌峰书院，孟瓶庵师言其督学四川时，患嗽数月，同寅制馈，因素不食牛，拜受而不敢尝。署中阅卷张友患痰症二十余载，喜而尝之，胶痰成块，吐出甚多，半月全愈。"（陈修园《十药神书注解》）可见陈修园在治举子业的同时，不忘刀圭术。

1792 年，陈修园乡试中举。其子陈蔚在《长沙方歌括》卷六中记有："壬子登贤书后，寓都门。""登贤书"就指参加福建省乡试中举人。次年，陈修园赴京参加乡试，未考中，寓居京城。恰逢光禄卿伊云林患中风证，当诸医束手时，陈修园投二剂便霍然而愈。从此陈修园名噪京城，就诊者门外无虚辙。据《长沙方歌括》卷六载："后因某当事强令馆于其家，辞弗就，拂其意，癸酉秋，托病归。"这位未指名道姓的"当事"，有人认为是和珅。"馆于其家"就是请陈修园当教师，他没答应。1793 年托病回到福建，在家乡做教师。《十药神书注解》记载："嘉庆丁巳（1797）岁，余应兴泉观察阿公、泉州郡伯张公聘主清源书院讲席。"在家乡任教期间，陈修园本着"明仲景之道，不为异端末学所乱，民不夭札，其功德且及于天下后世也"，立言著书。嘉庆五年（1800），陈修园再次赴京应试，春闱依然没考中。实际上，中了举人，就有资格当官了。但陈修园仕途并不顺畅，一直等了九年，1801 年他才有机会做保阳（今保定）县令。《医学实在易》"凡例"有："余于辛酉（1801）孟夏试令畿辅。"记载的就是他奉命执掌保阳的经历。他在保阳任职期间颇有政绩，亦曾积劳成疾，经自疗而愈。《时方妙用》"小引"说："辛酉岁，余罢南宫试，蒙恩试令三辅。适夏间大水，奉檄勘灾恒山，以劳遘疾，得寒厥证几死。"诸医束手，最后是"病间自定汤液，二服愈"。他积极投入水灾后传染病的防治工作中。《医学从众录》魏敬中序："尝奉檄勘灾恒山，时水浸之后，疾疫大作，先生采时方百余首，刊示医者，如法诊治，全活无数，仁心仁术，其施溥矣。"叙述了陈修园采编时方，供医者使用，活人无数的大医仁爱。相关史实在《清史稿》中也有记载，"嘉庆中，官直隶威县知县，有贤声。值水灾，大疫，亲施方药，活人无算。"

1802 年，陈母去世，依礼返乡丁忧，即返乡守孝。陈修园守孝期满回到保阳。在保阳期间，除奉委办公外，只是静坐读书。考虑到补阙尚无定期，大约是在等待升迁中度过了漫长的九年，最后做了直隶知州，代理正定知府。此间，陈修园在做能臣的同时，还在做良医。《长沙方歌括》卷三"附录家严新案"记载了陈修园在做官期间的两则医案："嘉庆戊辰（1808），吏部谢芝田先生令亲患头项强痛，身疼，心下满，小便不利。""嘉庆己巳（1809）季春，曹扶谷明府患头痛项强，恶寒等症。"这是两例为达官显宦治病的医案，是由其长子陈蔚记述的，故称"家严"。在北方生活十几年，陈修园学到了许多书本上学不到的东西。《金匮要略浅注》和《女科要旨》都附有"妇人阴挺论"："予在籍（指福建）时，医道颇许可于人，治疗三十七载，阅历不为不多。而阴挺从未一见。意者古人用心周到，不过得所闻而备其病名乎？迨至辛酉以县令发直候补，公余之顷，时亦兼理斯道，方知直隶妇女，十中患此病者约有三四。"嘉庆十七年（1812），陈修园调任磁州，嘉庆十八年（1813）转任枣强知县。嘉庆十九年（1814）实授直隶广平府威县知县，嘉庆二十一年（1816）升任广平府同知，迁直隶州知州。嘉庆二十三年（1818）代理正定府知府。

嘉庆二十四年（1819），陈修园 66 岁致仕，结束了在直隶（今河北省）的仕宦生涯，返回故里，在家乡讲学。《女科要旨》卷一记载："修园与诸生，讲学于榕城嵩山之井上草堂。"并继续修书、行医，培养医学人才。

关于陈修园的卒年，多数学者认为当是道光三年（1823），终年 71 岁。但是也有学者撰文认为，陈修园在道光四年（1824）尚健在，且可以为闽都阆府宋公三儿媳治病，故推断陈修园卒年可能会在 1825-1826 年。姑录此说存疑。

此外，值得特别介绍的是，福建浓厚的儒学氛围深深地影响着陈修园，使他成为一位伟大的儒医。在《时方妙用》卷一"中风"一节里，陈修园就提出了："医与儒原非二道也"的思想。儒医总是用医学经典与儒家经典相互比附。《伤寒论浅注》"凡例"说："医门之仲景，即儒门之孔子也。"陈修园特别强调"仲景书本于《内经》，法于伊尹"，有其良苦用心。儒家经典《尚书》有《汤誓》《咸有一德》《伊训》《太甲》等篇，相传是伊尹所作，而"汤液治病始自伊尹"。这样，就从源头上证明了"医儒非二道"。

陈修园儒医的标志，突出表现在所著医书中经常引用儒家经典。例如《伤寒论浅注》"凡例"："宣圣云：信而好古。""宣圣"，是汉平帝元始元年，追谥孔子为"褒成宣尼公"后，对孔子的一种尊称。再如《时方歌括》卷上"朱砂安神丸"歌括有"操存须令守其乡"句，自注："孟子云：操则存。""藿香正气散"后云："韩昌黎所谓'气盛则大小毕浮'，作医等于作文也。""孟子所谓'正己而物正'，医道通于治道也。"有的文句暗用儒家经典，表现出娴熟的修辞技巧。《伤寒医诀串解》卷五"少阴篇文字空灵幻变，不可方物，老子其犹龙矣乎"，就赅括了《史记·老子列传》里孔子对老子的评价："至于龙，吾不能知其乘风云而上天。吾今日见老子，其犹龙邪？"

陈修园征引经典，有时儒释道三家思想交错出现。例如《时方妙用》卷一："人在气交之中，得风以生，即宋儒所谓'和风一至，万物皆春'是也；因风以害，即释氏所谓'业风一吹，金石乌有'是也。"《医学实在易》卷一："后读《黄庭经》云：上有黄庭下关元，后有幽门前命门。"宋以后儒、道、释三教合流，并影响了程朱理学思想，这种倾向在陈修园的医书中也有所反映。

医者仁术，仁爱济世，也是儒医的一个明显标志。孔子说："君子喻于义，小人喻于利。"满口"子云诗曰"未必就是儒医，把"济人"放在首位，才是君子，才可以称为儒医。《伤寒论浅注》卷六谈到"济人无己之心"，他说："余每遇此独肩其任，十中亦可愈其六七。特无如三、四证之未愈者，受怨招谤，实徒自苦。至今而不能改者，区区此心，如是则安，不如是则不安也。"同书卷五也谈到"热肠受谤"，即好心人受埋怨的现象。《长沙方歌括》卷首也有类似记述："余因热肠而备尝其苦。"孟子说："恻隐之心，人皆有之。"出于同情心，济世救人，并不难；"热肠受谤"而能不改初衷，才是难上加难啊！

儒医的另一个重要标志是重视经典，博览群书。明代大儒宋濂《赠医师葛某序》提出"古之医师，必通于三世之书"，强调理论素养，精读经典著作。陈修园自幼遍读历代医书，他的著作中几乎引用了所有著名医家的言论。但后来他发现流派纷呈的医书中有许多违背古代经典的地方。《景岳新方砭》卷三里写道："昔人云：'不读人间非圣书。'余自三十岁后，所藏杂书俱付之一火。今方自信其颇纯也。"陈修园烧书的事，不知是真是假，估计烧的都是一些浅薄之作，未必是他所诋排的李时珍、张介宾、薛己等人的书。否则他在引证的时候就失去依据了。

儒医大多有排斥异端的倾向，重经典，尊圣贤，难免轻视实践、鄙薄民间医生。陈修园以医统正道自命，对不同流派的观点大事挞伐，几乎在所有的问题上，他都要批评对立面，给人以"好辩"的印象。但他对民间医生却表现出一定程度的尊重和宽容。《金匮要略浅注》卷八"通脉四逆汤"下写道："余忆二十岁时，村中桥亭新到一方士，蓬头跣足，腊月冷食露卧。自言悬壶遍天下，每诊一人，只取铜钱八文，到十人外，一文不取。人疑，不敢服其药。间有服者，奇效。"这位民间医生与陈修园谈了很多，指出《金匮》笔误十条，还说紫参是桔梗的又名。陈修园不仅认真记下了这段奇人奇事，并云："渠妄言之，而予不能妄听之也。"

《时方妙用》卷二"肿症"条写道："野老某，年八旬有奇，传予奇方。""余细绎此方极妙。""此必异人所授遗下，所谓礼失而求诸野也。惜余未试。"

今考"礼失而求诸野",是孔子的观点。班固《汉书·艺文志序》论及诸子百家时说:"今异家者各推所长,穷知究虑,以明其指。虽有蔽短,合其要归,亦六经之支与流裔。使其人遭明王圣主,得其所折中,皆股肱之材已。仲尼有言:礼失而求诸野。方今去圣久远,道术缺废,无所更索。彼九家者,不犹愈于野乎?"陈修园引述孔子这一思想,反映了儒医对民间医生和民间疗法的尊重。

陈修园

著作简介

陈修园所著医书，由于浅显易懂，从19世纪初相继问世以来，一百多年间，不断有人整理、编辑、出版。最早出版的是《时方歌括》，此后《时方妙用》《医学三字经》等也相继面世。陈修园生前，潘霨就拟将《神农本草经读》收入其所编辑的《本草经三注》中出版而未果，《十药神书注解》还有潘氏的"以己意及名人所论，随笔添注"。这种由学者刊刻的陈修园医书，为数不多，大量梓行的是书贾编纂的丛书。

丛书的刊刻最早见于咸丰九年（1859），即陈修园去世后36年，由三山林氏校刻的《陈修园先生晚余三书》，咸丰十年（1860）又有经纶堂刻本《公余医录六种》，光绪十五年（1889）有江左书林刻本《公余医录五种》。这些都是信而有征的丛书。同治四年（1865）文奎堂首刻《南雅堂医书全集》（又名《公余十六种》），后有28家书庄、书堂、书局翻印，此16种全是合刊陈修园的专著。同治五年（1866）维经堂汇集了陈修园的专著，刊刻《陈修园医书十五种》。但在此以前即有将他人之书阑入丛书的《陈修园医书二十三种》，系同治元年（1862）经纶堂刻本。此本除陈修园撰注的17种著作外，将佚名氏著作3部及王士雄著作3部纳入其中。此间又有务本书局刻本《陈修园医书十八种》，其中除陈修园医书16种外，又加上了竹梅居士的《急救经验良方》和王士雄的《霍乱论》二卷。

坊间以陈修园医书命名的书籍有：《陈修园医书二十三种》（1862）、《陈修园医书十六种》（1889）、《陈修园医书二十一种》（1889）、《陈修园医书四十种》（1904）、《陈修园医书三十六种》（1907）、《陈修园医书七十种》（1907）、《陈修园医书四十八种》（1906）、《陈修园医书七十二种》（1915）。这些书自1915年重庆中西书局始刊，到1955年上海锦章书局石印，共有9

家出版，以致在医学丛书中，陈修园的医书为驳滥之最。

实际上，陈修园手订的仅约有 20 种。其中包括坊间流传的 16 种，即：《伤寒论浅注》（1796）、《时方歌括》（1801）、《景岳新方砭》（1803）、《神农本草经读》（1803）、《时方妙用》（1803）、《医学三字经》（1804）、《长沙方歌括》（1808）、《医学从众录》（1819）、《金匮要略浅注》（1820）、《伤寒医诀串解》（1821）、《金匮方歌括》（1830）、《女科要旨》（1841）、《伤寒真方歌括》（1841）、《医学实在易》（1844）、《十药神书注解》（1856）、《灵素节要浅注》（1865）。另有《医医偶录》《医学逢原》《家藏心典》《南雅堂医案》《伤寒医约录》等书，或鲜为人知，或存在争议。

由于陈修园以医名于世，其医书以浅显易懂著称，所著有关《伤寒论》《金匮要略》注释本不胫而走，几乎家有其书。所以，一些通俗短小而切合实用的新著也纷纷猬集在陈修园名下。由于"陈修园"之名已经成了一种品牌，广受读者欢迎，于是书商将当时尚无名气的王孟英、唐宗海的著作，甚至一些久负盛名的如朱震亨、王好古等人的著作，都在这一品牌下推向图书市场，如《陈修园医书七十二种》中，收录了朱震亨的《局方发挥》、王好古的《癍论萃英》。实际上，早年陈修园自己也曾因为担心书籍出版乏人问津而冒用叶天士的名字，如《医学三字经》《时方歌括》。在《医学三字经》"小引"里陈修园写道："前曾托名叶天士，取时俗所推崇者以投时好。"《二勿斋文集》中记录了陈修园的这段话："今时俗所识者，远则张介宾，近则叶天士，告以仲景方剂，以为乖异。吾不托名二子，则吾术不行；吾术行，医者受其益，病者受其利，吾不得名何憾焉？"时贤郭霭春先生评曰："这掷地有声之语，不计名利的高尚医德，百余年后，犹令人闻风起敬。"（《中国分省医籍考·福建省》）陈修园引他人之书"必注其姓名"，而自己是否得名并不在意，这的确是君子之风。但孔子说："君子疾没世而名不称焉。"所以陈修园后来还是收回了自己的墨香名权。而且他的子孙、门人不但推崇他的书籍，还在他的名字下推出了许多他人的著作。

一、《伤寒论浅注》

《伤寒论浅注》，共6卷，约成书于嘉庆元年（1796）。其后几经修订，多人参与修改。陈修园认为："叔和编次《伤寒论》有功千古。"故此书按王叔和编次的《伤寒论》原文，删去他认为是王氏所增补的平脉辨脉篇、伤寒序例、诸可与诸不可等篇。除了注释《伤寒论》原文外，该书卷首有张仲景原序、凡例、《伤寒论》读法、上中下本标中气图、脏腑应天本标中气图等，卷尾附门人跋。作者于《伤寒论》注家中，特别推崇张志聪、张锡驹二家之说，自创在原文中衬以小注的注释形式，读者既可分别阅读经、注，也可连贯阅读。注文以二张学说为主，兼采诸家精义以求阐明经旨。该书文字晓畅，言简意赅，深入浅出，是影响较大的《伤寒论》的注本。刊刻的数量和版本非常多，现存几十种清刻本，多种石印本，如清嘉庆二年三让堂刻本、光绪扫叶山房校刻本等。

二、《时方歌括》

《时方歌括》，共2卷，约成书于嘉庆六年（1801）。此书上卷，为补可扶弱、重可镇怯、轻可去实、宣可决壅、通可行滞、泄可去闭等六剂；下卷，为滑可去着、涩可固脱、湿可润燥、燥可去湿、寒能胜热、热可制寒等六剂。全书共载方108首，以七言歌诀形式记录医方的组成、主治、功用、服法、禁忌。陈修园还采集了罗东逸、柯韵伯等医家的论述及自己临证的心得，一一详于歌后。此书选方切于实用。有《南雅堂医书全集十六种》等二十余种清刊本，1956年人民卫生出版社影印本及多种排印本。

三、《景岳新方砭》

《景岳新方砭》，共 4 卷，又名《新方八阵砭》。约成书于嘉庆七年（1802）。此书是陈修园针对张景岳《新方八阵》中的自拟方及其相关论述而作。书中的编排体例，依据张景岳《新方八阵》之补、和、攻、散、热、固、寒、因八阵的顺序，对该书所载 190 首"新方"逐一剖析和辩驳。本书以评论的形式写成，对于学习和研究临证各科疾病的辨证施治和理法方药，均有较高的参考价值。《景岳新方砭》曾经多次刊刻，因此版本较多。据 1991 年中医古籍出版社出版的《全国中医图书联合目录》记载，该书现存有嘉庆九年甲子（1804）刻本、道光十年庚寅（1830）芸香堂刻本、咸丰八年戊午（1858）光霁堂刻本等 41 种不同版本。

关于《景岳新方砭》的成书年代，在底本的陈修园自序中有"道光十年岁次庚寅端阳陈念祖修园题于保阳差次"的记载。事实上，"道光十年岁次庚寅"一语明显有误，因此时陈修园已逝世多年（道光三年逝世）。据清刻宝章堂藏版，此句当为"嘉庆七年岁次壬戌"，即成书于 1802 年，刊行于 1804 年。

四、《时方妙用》

《时方妙用》，共 4 卷，约成书于嘉庆八年（1803），是一部颇具影响的医学著作。此书按照四诊合参的原则，将望闻问切的诊断依据一一加以分析，并列述多种常见病证，其中以内科杂病为主，兼及妇科、眼科等病证；重点介绍这些病证的常用方及临床应用。各病证均举出主证，配以主治方剂和加减方法。叙述简洁，选方恰切，流传广泛。《时方妙用》的版本较多，有陈修园医书丛书本，有敦厚堂本等多种版本。

五、《神农本草经读》

《神农本草经读》，共4卷，约成书于嘉庆八年（1803）。据《神农本草经读》蒋庆龄序中记载，陈修园曾经撰写过一部六卷本的《神农本草经读》，嘉庆七年（1802）冬，陈修园回乡服丧期间，取旧著的六卷，遴选实用的药物一百余种，撰成本书。全书共收载药物166种，分为上、中、下三品，其中来自《神农本草经》的药物共计118种，另本草附录收录48种药物。《神农本草经读》是陈修园阐述自己学术思想的重要著作，编写该书时，陈修园已年届知命，经验丰富，在许多味药的注解中记述了个人的耳闻目见，临证心得，间取张志聪、叶天士等医家的研究成果，是一部融医药研究于一体的医学著作。有桂云堂刻本等多种版本。

六、《医学三字经》

《医学三字经》，共4卷，约成书于嘉庆九年（1804）。此书以三言歌诀的形式写成。卷一至卷二，叙述医学源流，并附以作者自己的观点；论及内科、妇科、儿科常见病的症状、诊断和治疗。卷三至卷四，作者记述了临床常用诸种药方，分析其疗效和方剂配伍等。此外，书后附录了作者的脏腑说及四诊运用说。全书通俗易懂，明白晓畅，朗朗上口，便于记忆，为历代广大读者所接受。《医学三字经》的版本颇多，有陈修园医书丛书本单行本、清同治九年奎壁堂刻本、清光绪二十九年益元书局校刊本、《陈修园医书四十种》上海锦章书局石印本等。

七、《长沙方歌括》

《长沙方歌括》，共 6 卷，约成书于嘉庆十三年（1808）。"长沙方"即指张仲景《伤寒论》方。陈修园保阳任职期间，要求长子陈元豹以歌括的形式将《伤寒论浅注》中有关主治、药物、用量及煮服法等内容进行编撰。本书通俗晓畅，浅显近人，在医学普及方面受人称道。有清同治九年（1870）奎壁堂刻本、清光绪二十九年（1903）湖南益元书局刊本、清光绪三十四年（1908）宝庆经元书局刊本、上海锦章书局石印本等版本。

八、《医学实在易》

《医学实在易》，共 8 卷，该书完成于陈修园在直隶保阳任职期间，但是并未刊行，直到嘉庆二十四年（1819），陈修园致仕返乡后，在学生的一再请求下出版刊行。这是一部非常好的中医入门书。卷一，列脏腑易知、经络易知、四诊易知、运气易知，为中医基础理论知识。卷二至卷四，主要是内科杂证 60 余种。卷五至卷七，为各证用方。卷八为补遗并外备诸方、妇人诸病方治。陈修园担心此书过于平易，转开简便之门，遂于每证后节录《内经》原文，以示穷流必溯其源。为了方便阅读学习，该书编写体例清晰明了。其"举浮、沉、迟、数、细、大、短、长为脉之提纲，而以同类诸脉附之；举表、里、寒、热、虚、实、衰、盛为证之提纲，而以所属诸证附之。一线到底，为向来第一明晰之书"，也是习医入门之作。有光绪二十四年（1898）善成堂刊本等多种清刊本，1959 年以来有多种铅印本刊行。

九、《医学从众录》

《医学从众录》，共 8 卷，约成书于嘉庆二十四年（1819）。此书是陈修园广泛采撷晋唐以后诸家经验，收载民间验方，参附己见，编纂而成。前 7 卷，以内科杂病的辨证论治为主，按病分篇进行论述。后 1 卷，则治妇人杂病诊治。此书堪为初学指南。该书刊行以后，影响较大，曾经多次翻刻，因此版本较多。现有南雅堂藏版、光绪二十二年（1896）珍异书局校印本等。

十、《金匮要略浅注》

《金匮要略浅注》，共 10 卷，约成书于嘉庆二十五年（1820）。据陈元犀《金匮方歌括（小引）》记载："辛未（1811）年秋孟，元犀趋保阳，承欢膝下。窃见家君公事稍暇，取《伤寒》《金匮》等书业已三四注者，而又更易其稿……《金匮浅注》亦成其半。"1811 年，陈修园已经反复注释《伤寒论》《金匮要略》二书，直至 1820 年完成该书，写作时间非常漫长，可见陈修园极为珍重该书。此书采用衬注方式，使原文与注文既可以连读，又可以分读。文中选取部分医家的医学思想，结合作者多年的从医经验和理论功底，从理论、临床等多角度阐发其义。后附其子陈元犀的按语，进行要点的分析和总结。从而层层剖析，畅达经义，讲明医理，使其深入浅出，一气呵成，明白晓畅。本书正文之前，列《金匮要略浅注读法》七则，对读者颇有裨益。是学习和研究《金匮要略》的主要参考书目之一，至今仍有一定影响。现存三十余种刻本，如道光十年（1830）刻本、光绪二十年（1894）上海顺成书局石印本、1958 年人民卫生出版社铅印本等。

十一、《女科要旨》

《女科要旨》，共 4 卷，陈修园著，陈元豹、陈元犀韵注。约成书于道光元年（1820）。主要论述经、胎、产、杂病及外科病证。卷一论调经、种子，卷二论胎前，卷三论产后，卷四论杂病、外科。书中就妇产科及常见外科病证作了详细的论述，讲解病机简明透彻，所选附方切于实用。现存清道光二十二年（1842）南雅堂刻本、清光绪十五年（1889）江左书林校刻本，及 1935 年重庆中西书局铅印本等三十余种刊本。

十二、《伤寒医诀串解》

《伤寒医诀串解》，共 6 卷，约成书于道光二年（1821），初刊于咸丰六年（1856）。此书融汇各家对《伤寒论》的解说，采取分经审证方法编写，以串解的形式阐明陈修园研读《伤寒论》的心得，冀使读者对《伤寒论》诸篇均有纲领性认识。该书以经证、腑证为纲论三阳，以阴化、阳化为纲来论三阴，以六经气化学说阐述伤寒诸证。该书不仅切近临床，对学习《伤寒论》也很有帮助。原书缺漏一卷，后经其侄陈道著补订刊行。现有清咸丰六年（1856）味根斋刻本、南雅堂刻本，光绪十八年（1892）铅印本等多种刊本，1958 年后有多种排印本。

十三、《金匮方歌括》

《金匮方歌括》，共 6 卷，约成书于道光十年（1830）。此书是陈修园次子陈元犀奉父命，遵照陈修园《金匮要略浅注》的内容编写的歌括，本书将《金匮要略浅注》中的方剂、主治、药用剂量和煮服法等，用诗歌形式加以概括，言简意赅，便于记诵，并附方解。现存二十余种清刻本、1963年后有多种排印本。

十四、《伤寒真方歌括》

《伤寒真方歌括》，共6卷，刊于道光二十一年（1841）。该书卷首有林寿萱序。全书以六经为纲，分经辨证。以歌括的形式叙述了医方的组成、主治、服法，共计歌括96首。每篇篇首先录《伤寒论》主要条文，次作七言绝句阐发其义，再次附上方解。末附魏念庭《伤寒论》跋语。现存20余种清刻本。如道光二十一年（1841）抄本等，1958年上海科技出版社铅印本。

十五、《灵素节要浅注》

《灵素节要浅注》，共12卷，约刊于同治四年（1865）。此书分类选辑《内经》原文，加以浅要注释，分为道生、藏象、经络、十二图经、运气、望色、闻声、问察、审治、生死、杂论、脉诊、病机、病证等。书中阐明古训，语言简练，浅显易懂，切合实用。是学习《内经》的重要参考书。有光绪元年（1875）南雅堂刻本等多种版本。

十六、《十药神书注解》

《十药神书注解》，1卷，约刊于咸丰六年（1856）。此书是陈修园归田之后，对《十药神书》的重新订注，附于《伤寒论》《金匮要略》之后。

《十药神书》为元代著名医家葛可久著，是一部论述肺痨病证治的专著。书中载有 10 首治痨方剂，故名之为《十药神书》。《十药神书注解》，按天干顺序详细地论述了十首方剂的药物组成、用量、用法及主治病症。陈修园在旧注基础上，对方剂的用法分析透彻，观点新颖，另辟蹊径。此书有陈修园医书丛书本等多种版本。

十七、《家藏心典》

《家藏心典》，共 18 卷，疑为陈修园晚年的著作。该书汇纂大小杂病，妇科、外科、紧要药性，计二百五十余症。初刻无从考证，道光十一年（1831），即陈修园逝世八年后，文焕堂重刊本面世。该书总体设计依然是陈修园的，其学术观点带有陈修园晚年的特点，值得进一步研究。由于此书突出的"汇纂"性质，反映了鸦片战争以前中医学发展的成就，是一部集大成之作，对临床、教学、科研都具有极大价值。

除上述陈修园医书外。历史上还有一些冠以陈修园名字的著作，但由于版本稀少，鲜有人研究。兹简要介绍和讨论如下：

《南雅堂医案》

《南雅堂医案》，记录了 1367 个病例，涵盖了内科、妇科、儿科 44 门病证，言简意赅地介绍每个案例的脉、证、法、方、药，体现了崇古而不泥古，从众而不媚众的学术特点，字里行间洋溢着辨证施治的颖悟和圆活，堪称内容浩博，个性鲜明。这部医案，1910 年才有石印本问世。1920 年，上海群学书社沈继先获钱珊石所藏书稿，请"知医通士"杨友芍、严苇亭整理后得以问世。

《医医偶录》

《医医偶录》，有关《医医偶录》的争论，源自 1936 年吴去疾刊于《神州国医学报》的一篇文章——《陈修园医医偶录质疑》。此文提出该书与《笔花医镜》"相同者十之九九"。比对两书内容，的确如此。然而，《神农本草经读》蒋庆龄序说："修园为余言，所著尚有《伤寒论注》四卷、《重订柯注伤寒论》八卷、《重订活人百问》八卷、《金匮浅注》十六卷、《医医偶录》二卷、《医学从众录》八卷、《真方歌括》二卷、《景岳新方砭》四卷、《伤寒论读》四卷、《金匮读》四卷、《医约》二卷、《医诀》三卷。"该序写于嘉庆八年（1803），可见在 1803 年以前，陈修园确实著有《医医偶录》一书。据此推测，《医医偶录》原是一部针砭时弊的医话类著作，锋芒主要指向当时居于主流地位的时方派，兼及医德医风方面的问题，以及一些个人体会。今本《医医偶录》中的《识一字便可为医说》，大约是原本就有的。曾被收进《医学三字经》附录，列入"阴阳"类，有明显的斧凿之痕。很可能是陈修园年届"知命"，久经历练，而"敛抑"其青年时代的意气，拆解《医医偶录》，将大部分内容分散到其他著作中。《医学三字经》附录的十几篇短文，以及《长沙方歌括》卷首的《医病顺其自然说》《征引三条》《考二章》《劝读十则》，都有医话的韵味。此外，散见于陈修园著作中的许多案例和议论，也可能是从《医医偶录》中拆解下来的。某些锋芒毕露的作品，也许陈修园"自悔其言之激而焚之"（《景岳新方砭》许大林序）了。陈修园去世四十多年后，《医医偶录》堂而皇之地出版了。最早出版的是蜀川蓬莱友善堂刻本。此《医医偶录》非彼《医医偶录》，除了书名外，只有《识一字便可为医说》《张飞畴运气不足凭说》《四诊》及卷末附录《平人延年要诀六则》，是陈修园的作品，其余的主体部分与《笔花医镜》完全雷同。

《医学逢源》

《医学逢源》，是潘霨从陈修园著作《医学实在易》和《医学三字经》中选编而成的。潘霨很欣赏陈修园的著作，他除了编辑了《医学逢源》之外，还打算把张隐庵《本草崇原》、署名叶天士的《本草经解》，加上陈修园的《神农本草经读》合编为《本草经三注》。然而陈修园的《神农本草经读》"多附二家（指张、叶）之注"（《神农本草经读·凡例》）。于是，潘霨决定暂缓刊印其《本草经三注》，而"俟之异日矣"。

《伤寒医约录》

笔者阅中国中医研究院图书馆所藏《伤寒医约录》，分上、中、下三卷，扉页署曰："时咸丰己未（1859）岁秋九月杭州守克氏开雕。"可称清咸丰九年杭州守克氏本。其后有永安价人氏题七绝一首："深心如许济颠连，公暇犹将医术传。活国话人诚两尽，陆宣而后一高贤。"这位价人氏已不可考，《伤寒医约录·序》是照抄陶华《伤寒琐言序》而略改数字。估计是书商移花接木之术，这种情况与《家藏心典》如出一辙。《伤寒医约录》内容大致可以归纳为：转载龚廷贤、徐大椿的医著、陈修园自撰的韵文、陈修园所撰医论等。

陈修园

学术思想

一、学术渊源

自古医生习医的方式大致可分为：师承、私淑、祖传、医学校教授等几种方式。纵观陈修园的著作、史书、县志，虽没有专门记载他学医的情况，但是可以大致梳理出如下的线索。

（一）幼承庭训，家传医术

陈修园幼年丧父，跟随祖父陈居廊学文习医，其祖父可称得上是陈修园的医学启蒙老师。《医学从众录》卷一"虚痨续论"记载："先祖选严公曰：补水以制相火，为相火有余而言也。"（陈修园《医学从众录》）从中可以看出其祖父具有一定的医学素养，并能指导陈修园诵读医书。陈修园还从其祖父手中受得一些验方。如《时方妙用》卷二"哮症"言"余家传有哮喘断根神验药散"。在祖父的熏陶下，其青年时代就已经成为一位颇有主见的医生了。此时，陈修园几乎是医与儒并进。其长子陈蔚在《长沙方歌括》卷六记载："先严少孤，家徒四壁。半治举子业，半事刀圭家。"

（二）上溯灵素，问道长沙

由于陈修园自幼习举子业，并接受了书院教育，深厚的文化功底与宋明理学的治学方法和主张，深深地影响了陈修园。因此，陈修园在学习和传播中医的道路上，始终主张读经典，师仲景，这大概也是陈修园自学中医的心得体会吧。

《内经》自问世以来，被历代医家奉为圭臬。陈修园就曾写道："夫医家之于《内经》，犹儒家之四子书也。日月江河万古不废。"其视《内经》如四书，如日月江河，不可废弃，是医学之源头。当然他也深感真正知音难以寻到，"且余读灵素，宗仲景，向有经方之注，和者寥寥"。有感仲景著作鲜有人读懂，他用尽一生的精力去诠释和传播《伤寒论》《金匮要略》的理论与实践，并在诸多书中直接尊张仲景为师。他反对当时某些医生不注重中医经典的阅读研究，只是片面地追求流行的方药，图一时之效的流弊。其子陈蔚曾在《长沙方歌括》"附识一道"中写道："医道之不明也，皆由于讲方而不穷经之故。"

如果把《内经》看成万古不变的医学之根本，需要反复研读，那么张仲景之学则是中医学能够长久流传造福人类的最实用的方法。唐容川曾评价道："《灵枢》《素问》，穷造化阴阳之理，原其得病之由，除鸡矢醴、半夏秫米汤等方外无方。《难经》八十一章，阐明《内经》之旨，以补《内经》所未言亦无方。"陈修园在诸多书中直接尊张仲景为"仲师"或者"师"，将张仲景与儒门之孔子相提并论。可见，陈修园内心中真正的老师当属张仲景。

对于医学经典之间的关系，陈修园提出了"学者当以《内经》为体，以仲景书为用"（陈修园《金匮要略浅注》）的主张，认为学习中医当以《内经》《难经》等经典为理论根本，以张仲景著作指导临床。对中医经典的反复研读，铸就了陈修园深厚的中医理论功底，使他可以在临证时学以致用，用中医经典指导临床，终成一代名医。

（三）博采众方，尤重钱塘

陈修园不仅崇尚中医经典的学习与推广，他还在阅读中医经典的过程中找到了"知音"，并且学习吸收了这些"知音"的医学主张和临床实践经验。据《清史稿·艺术志》有关记载，陈修园"著《伤寒》《金匮》浅注，本志聪、锡驹之说，多有发明，世称善本"。在《医学三字经》中，陈修园对张志聪和高世栻大加赞赏，称二人为"大作者"，认为其"所注《内经》《本草经》《伤寒论》《金匮》等书，各出手眼，以发前人所未发，为汉后第一书"。在《伤寒论浅注》"凡例"中，也明确记录了他对张志聪、张令韶二家医学思想的认可。他说："唯张隐庵、张令韶二家，俱从原文注解，虽间有矫枉过正处，而阐发五运六气、阴阳交会之理，恰与仲景自序撰用《素问》《九卷》《阴阳大论》之旨吻合，余最佩服。今照二家分其章节，原文中衬以小注，俱以二家之说为主。"可见，二张的学术思想和著作对陈修园影响之深，《伤寒论浅注》中的诸多注释，都参考了张志聪、张锡驹的思想。可以认为，陈修园的学术思想，似私淑张志聪、张锡驹、高士宗等医家。但是在临证实践上，陈修园的眼界更加开阔，从《时方妙用》《医学从众录》《医学实在易》等著作中，可看出陈修园兼取诸家之长。

无论是张志聪、张锡驹，还是高世栻，都是钱塘人。这是一个有着鲜明学术特征的群体，以张志聪为核心，前有卢之颐和张遂辰引领风气之先，后有弟子张志聪、高世栻率领及门弟子数十人阐扬讨论。张遂辰在《伤寒论》研究方面颇有造诣，首倡"维护旧论"，主张维护《伤寒论》原有编次，与"错简重订"之说形成截然不同的看法。张志聪是这一学术群体之集大成者。

张志聪，字隐庵。约生于明万历三十八年（1610），约卒于清康熙十九年（1680）。他受业于张遂辰，又得卢之颐的真传，医学功底深厚，对《灵枢》《素问》《神农本草经》《伤寒论》等中医经典著作研究尤深，主张"维护旧论"。在《伤寒论》研究上有许多精辟的见解，提出了六经之"气化学说"，重视五运六气，认为"学者当于大论中之五运六气求之，伤寒之义思过半矣"（张志聪《伤寒论集注》）。他认为"医学入门，当从伤寒始，先难其所难，而后易其所易"。指出"治伤寒者，当以胃气为本也"，重视护养胃气为治疗的重要法则。在教学方面，张志聪引进书院教学模式，重视交流研讨，在侣山堂论医讲学。晚年将师生讨论的内容编辑成书，著成《侣山堂类辨》。

张锡驹，字令韶，与张志聪同出一个师门，也主张"维护旧论"，赞同张志聪论治伤寒时重视"养护胃气"，强调《伤寒论》在临床上的指导作用。

高世栻，字士宗。张志聪的弟子。《清史稿》记载高世栻"乃从张志聪讲论轩岐、仲景之学，历十年，悉窥精奥"。他协助张志聪著《伤寒论集注》《素问直解》，仿《侣山堂类辨》体例著《医学真传》。

陈修园将这些来自钱塘的医家视为"知音"，并接受了他们的很多学术主张。如："维护旧论"，反对"错简重订""三纲鼎立"之说；继承和发展了张志聪的"气化学说"，对《内经》的注释，多取张志聪、高世栻之论，同时参以己意。陈修园受张志聪等医家的影响，在出版的著作中，同样汇集了其儿孙、弟子的思想火花。二张等医家在注释上力求浅显易懂，以利医理之阐发。此与陈修园著书多"深入浅出，返博为约"的风格完全吻合。侣山堂的讲学方式，对陈修园也有一定影响。

总之，陈修园的医学启蒙老师是其祖父，深厚的国学功底和儒学思想给了陈修园自学中医学的方法和基础。纵观其医学论著，他以《内经》为根本，以张仲景为宗师，以《伤寒论》《金匮要略》为津梁，重视《内经》《神农本草经》等中医经典的指导作用，兼取各家之长。他的思想体现了溯源灵素，问道长沙；博采众长，尤重钱塘等特点。

（四）寻源辨疑，师事茗庄

阅读有关陈修园生平、学术思想的文章，发现有学者记载陈修园46岁时还曾随泉州名医蔡宗玉学习。但是读陈修园的著作并未发现相关文献，只能依据现有文献资料，循流讨源。今考最早记录陈修园"师事泉州蔡宗玉（茗庄）"的是林昌彝《六经伤寒辨证》序。《六经伤寒辨证》，蔡宗玉辑，林昌彝补方，刊于1873年。此外，今人编写的《四库及续修四库·医书总目》也有："宗玉，字茗庄，泉州人，隐于医，长乐陈念祖曾师事之。是书稿存于念祖家，侯官林昌彝从念祖之孙得之，为补论数条，又附说辨等十一条于后，又原书但载方名不详药味，林氏为补录全方，别为一卷附之。"

蔡茗庄，名宗玉，遂川县于田镇塘背人，生于乾隆三年（1738）。恩授贡生，曾随祖父、父亲学医，得其真传，并能融会各家之长，成为一代名医。著《医书汇参辑成》24卷，刊行于嘉庆十二年（1807）。

林昌彝，近代学者、诗人、诗评家。字惠常，晚年号茶叟、五虎山人。福建侯官（今福州市）人。因献《三礼通释》，于咸丰八年（1858）得建宁府学教职，同治年间，一度掌教廉州海门书院。林昌彝与魏源、林则徐皆为挚友。

从这几个人物关系来看，林则徐与陈修园次子陈元犀熟识，曾为陈修园著作撰写序言，林昌彝应该既是学者又懂伤寒，似可能了解陈氏家族中的事情。蔡宗玉，治学态度、方法，医学主张与陈修园有几分相近，陈修园师事蔡宗玉似也可能。但是由于笔者还未找到直接证据，只得阙疑待考，敬俟方家。

二、学术特色

陈修园一生勤于著述，他的医学著作深入浅出，由博返约，通俗易懂，朗朗上口，因而影响很大。纵观前人对陈修园学术思想的研究，皆认为陈修园重视经典，推崇仲景，维持旧论，厚古而不薄今，立足临床，重视实践。本书撷取陈修园医学著作的精华及前人研究成果，拟从如下几个方面略述陈修园的学术特点。

（一）启迪后学，普及中医

陈修园从医50年，虽然在理论上有所阐发，在临床治疗上也有所创新，但并没有建立新的流派，真正载入史册的是他在中医教育与普及方面的卓越贡献。

千百年来中医能够传承下来，并得到广大民众的认可，与它确切的疗效和在民众中的广泛普及密切相关。中医理论之于普通百姓可谓是艰涩难懂，如何转难为易，使得中医易懂、易学、易记、易用，陈修园为我们做出了很好的榜样。

邓铁涛教授曾谈到："清代除《医宗金鉴》为法定的医学教材外，陈修园十六种可算是中医自学丛书或教学之书。我国长江以南以此书自学或授传者实在不少。文章浅，易入门；歌好读，容易记。虽然新中国成立前有私立中医学院校之设，但能入学者人数不多，读陈修园书而当医生者甚多，现在的名老中医中，亦不少是私淑于陈氏的。"可见，陈修园的著作是众多医生成才的必修课本，并且受到大家的喜爱和拥戴。甚至有些书商将"陈修园"作为品牌，把其他医家的著作也掺入到陈修园医学丛书之中。

陈修园的医书几乎涵盖中医学所有的主干课程。如：《灵素节要浅注》《神农本草经读》《伤寒论浅注》《伤寒真方歌括》《长沙方歌括》《伤寒医诀串解》《金匮要略浅注》《金匮方歌括》等，是学习中医四大经典的重要教材和参考书。他编著的医书，不仅用来帮助初学者理解经典的注释，往往还配以简明扼要的歌括，帮助读者记诵。其次，他还编写中医临床实用教材，如：《医学实在易》《医学从众录》等；中医入门教材，如：《医学三字经》《时方歌括》《时方妙用》等。这些著作，是陈修园结合自身的中医理论功底，临证心法与经验，集各家医学思想于一书编写而成。

陈修园中医著作的编注不追求"博与新"，但力求做到浅与易。"以补前人所未备，非务博也，亦非有意求新也"（陈修园《金匮要略浅注》）。"于'浅'之一字加意焉。"综合陈修园的医学著作，可以看出以下几个特点：

1. 强调入门，浅易取胜

作为儒医陈修园，曾执教于吴航书院、清源书院、井上草堂等多个书院，深知学问重在入门。在他早期著作《时方歌括·凡例》中就写道："学医始基，在于入门。入门正则始终皆正，入门错则始终皆错。此书阐明圣法，为入门之准。"这一理念在《医学三字经》《医学从众录》中均反复强调。《医学三字经》"小引"中写道："童子入学，塾师先授以《三字经》，欲其便诵也，识途也。学医之始，未定先授何书，如大海茫茫，错认半字罗经，便入牛鬼蛇神之域。余所以有三字经之刻也。"在陈修园心目中，如果入门就出现偏差，将很难改正。面对浩如烟海的中医典籍，学医之始要以中医经典为准绳，才不会出现偏差。他曾经批判那些"理不本于《内》《难》，法未熟于仲景"，却还希冀幸中的医生。

陈修园推崇《伤寒论》《金匮要略》，同时又感叹张仲景之后乏知音。究其原因，认为"仲景专以方药为治，而集群圣之大成，医门之仲景，即儒门之孔子也，但其文义高古，往往意在文字之外，注家不得其解"，更何况是初习医学之人。陈修园忧时医"其道之弗明，而因陋就简，以徇时好"，于是因势利导，编著大量的医学普及著作，并在"浅""易"二字上下功夫，使艰涩难懂的经典通俗易懂；对浅近的时方，用中医经典理论进一步诠释，以期由浅入深。

纵观陈修园的医著，多以"浅注""要旨"等命名，从"浅易"上下真功夫，体现出文字浅易、内容深邃的特点。如《灵素节要浅注》《伤寒论浅注》《金匮要略浅注》等，以"浅"字命名是一种自信，也是一种负责的大医态度。他的弟子何鹤龄谈到读《伤寒论浅注》的感受时说："龄百回读之，第见循循善诱，由浅而深。章节起止条辨处，则丝毫不紊；前后照应，互异处，其血脉相通不难其注疏考核，无微不到；而难其至理名言，皆于虚字处会出，尤于无字处道来者也。"

为了达到"浅易"的目的，陈修园独创原文衬字注释法。陈修园曾在《伤寒论浅注·凡例》记录了他采用这种注释方式的初衷。其云："此书原文中衬以小注，只求经旨明畅，绝不敢骛及高远，致学者有涉海问津之叹。唯是汉文语短味长，往往于一二虚字中寓其实理，且于无字中运其全神。余衬以小注，采各家之精华，约之于一言一字，读者最宜于此处着眼。"通过原文中衬以小注，将经文与注释融为一体，仅以字体的大小区分原文和注释，类似现代的白话语译，但是又较翻译、解说更灵活，更方便，使原本极其简略的语言，含义丰富了，又不会割裂文意，使读者阅读流畅无障碍。也正是这种方法，向读者展示了如何读书于无字处而得其意的境界。

如《伤寒论浅注》卷一"辨太阳病脉证篇"："太阳（主人身最外一层，有经之为病，有气）之为病，（主于外则）脉（应之而）浮。（何以谓经？《内经》云：太阳之脉连风府，上头项，挟脊，抵腰，至足，循身之背，故其为病）头项强痛。（何以谓气？《内经》云：太阳之上，寒气主之。其病有因风而始恶寒者，有不因风而自恶寒者，虽有微甚）而（总不离乎）恶寒。（盖人周身八万四千毛窍，太阳卫外之气也。若病太阳之气，则通体恶寒；若病太阳之经，则背恶寒。）此言太阳之为病总提大纲。"

上文括号内的文字，便是陈修园加入的衬字小注。对于"太阳之为病，脉浮"条，陈修园用衬字将仲景没写出来的内容丰富进来，首先分析了"太阳"所主，"人身最外一层"，分为"经""气"之为病。他担心人们不理解"经""气"的意思，引《内经》条文解说。我们可以从中感受到陈修园的衬字，上下系联，使原本极其简略的语言，含义丰富了，也讲明白了太阳之为病的种种表象，皆由于"经""气"而来，示范了读书读到于无字处得其意的方法。

为了使医书易读易诵，文化底蕴深厚的陈修园亲自或者要求儿子编写歌括。中医著作需要背诵的内容很多，大量采用韵文歌括形式，是通俗化的一项良策。明·龚廷贤的《寿世保元》、清代的《医宗金鉴》几乎全文采用韵文。陈修园医书大多夹杂歌括，其中最著名的当数《医学三字经》。干祖望先生在其《干祖望医话·中医三字经》中写道:《医学三字经》"共计24节，728句，2184字。但却包含着全部中医（内科）理论和技术。"这本书成为清末至民国年间医生学医的必读之书。当然医学毕竟不是文学。医理不可能完全用字数固定的押韵文字阐述清楚。陈修园显然意识到这一矛盾，他在《医学实在易》"凡例"中说:"每诗止取明白不晦，包括不遗，不以工雅取胜。其中有限于证方而不能合法者，不得不略变其体。"这里讲的"合法"，是指符合诗律。《医学实在易》卷四"喘促诗"后小字注云:"此首限于字母，四字化为六字，俱要平提明提出，故不能合法。"可谓用心良苦。

分析陈修园追求"易"的目的，徐又庶在《医学实在易·序》写道:"示以易，欲人喜其易而读之，读之久，始知病有定名，方有定法，药有专能，一一皆归于实在。一遇夫见痰治痰、见血治血辈，非若前此之心喜而乐从也，道于以明。"示人以易的目的是希望人们因为简易而读书，读的时间长了，就可以悟出医道了。

如陈修园的《医学实在易》，采集了《神农本经》《内经》《难经》《伤寒论》《金匮要略》《千金方》《外台秘要》《圣济总录》《类证活人书》等书之精华，参考元明诸家时贤的著作，选择其纯粹者写作而成，并用时俗浅近的语言表述。他解释这样做的缘由是:"此书人人可以共晓，即素未习医，偶然得病，尽可按证用药，丝毫不错，妙在浅而易知也。若平时精究此道，一得此书，可以执此书而括各书，且于无书处而悟有书，妙在从难而得其所以易也。仁者见仁，智者见智，此中味，惟此中人领之。"

陈修园穷其一生，不断地修正着自己对中医经典的研究成果。他注释经典的目的不是为了炫耀自己的医学功底与才能，而是期待在茫茫的中医典籍之中寻找到一条通往医学殿堂的简易门径。由此而形成了他的医学著作学术特点：用最简易的语言解说复杂问题，由博反约，示后学津梁。关于难易，陈修园在晚年慨叹道："余老矣，学问与年俱进，以为难则非难，以为易则非易也。"

2. 医学普及，先俗后雅

医学教育、科普读物的生命，在于科学性与通俗性的统一。在这方面，陈修园可称得上楷模。

陈修园在《医学实在易》"凡例"中说："此书采集《神农本经》《内经》《难经》，仲景《千金》《外台》《圣济》《活人》各书之精华，及元明诸家，时贤著作，择其纯粹者约千百言于尺幅之中，而又以时俗浅近之语出之，人人可以共晓。即素未习医，偶然得病，尽可按证用药，丝毫不错，妙在浅而易知也。"他所说的"纯粹者"，是指符合经典传统的观点、方法，对这些经典的诠释方法，陈修园采用了"时俗浅近之语"。他编纂、注释医书的目的，是为了"人人可以共晓"中医。他认为即使从没学过医学的人，偶然得病，也可以按证用药，丝毫不错，似涉夸张，但是用时俗浅近的语言解说中医，让中医的方药成为百姓生活必备，也展现了陈修园的仁爱之心。没有足够坚实的文字功底、中医药学功底和丰富的临证经验，是不可能臻于此境界的。

陈修园曾经揭示了编写教材、中医科普著作的途径。他写道："以时法列于前，仲师法列于后，由浅入深之意也。"（《医学三字经》凡例）即先普及，后提高，先俗后雅，这是陈修园一以贯之的做法。陈修园以仲景为宗师，切实做到"悉遵古训""不曰《灵》《素》，则曰南阳"。但他发现"时俗""畏其难者中阻"，只好采取由浅入深的"从众"路线。从陈修园出版著作的先后次序来看，他最先出版的是：《时方歌括》《时方妙用》《医学三字经》等内容浅近的著作，而经典类著作则是经不断修改，反复请朋友、弟子阅读、讨论，然后才面世。

例如:《时方歌括》的读者群是"中人"。在《时方歌括》小引中写道:"为中人以下立法,徐可引以语上之道也。"可见,陈修园著书之时,已经考虑到读者的接受程度。虽然他早已完成了《金匮要略》《伤寒论》等经典著作的注释,但由于担心读者的接受程度相对较低,加之资金匮乏,故迟迟没有出版。陈修园在《时方歌括·小引》中谈到:"余向者汇集经方而韵注之,名为《真方歌括》,限于赀而未梓。"又说:"向著《真方歌括》,非《内经》即仲景,恐人重视而畏远之。"最先出版的是《时方歌括》《时方妙用》之类较为浅近易懂易用的书籍。如其所云:"每值公余,检阅时方,不下三千首。除杂沓肤浅之外,择其切当精纯,人人共知者,不可多得,仅收一百八首而韵之,分为十二剂,以便查问。"(陈修园《时方歌括》)

陈修园还曾经借助名人效应推广普及中医经典。如对《金匮要略》研究的过程中,他不仅广泛阅读参考唐宋以来的相关医学著作,而且还注意到"赵以德、胡引年、程云来、沈目南、喻嘉言、徐忠可、魏念庭、尤在泾辈所著之书盛行于海内,凡业医者无有不备"(陈修园《金匮要略浅注》)。这几位医家著作极为流行,于是他就在自己的研究著作中"取其能发挥本文之旨者,重订而收录之,以为迎机之导"。陈修园深感不能挽狂澜于既倒,但可以因势利导,对于广受大家欢迎的各家思想中的"至于囿于气习处,惑于异说处,逞其臆见处,前后不相贯难通处,不得不为之改正"之处,不是以一己之见评说,而是以《素问》《灵枢》为主,以《难经》为辅改正,"以《千金》《外台》等书而推广",集合各家著作互相参订,最后才出注释。

《论语·子罕》记载:"子曰:麻冕,礼也,今也纯俭,吾从众。"既然孔夫子都从众了,何不彻底一点,从当时经济、文化实际出发,将艰深难懂的轩岐医学普及于广大民众之中呢?

3. 兼采众长，荟萃精华

教材编写，一般不要求作者提出自己新的见解，但要能兼采各家之长，荟萃时人的新成就。陈修园具有深厚的医学理论功底，因此他可以对各家思想采取综合分析的方法，取众家之长。"余前刻数种，采集固多，而独出己见者亦复不少。唯此刻以二张为主，又博采各家独得之言，融会大旨，而为小注，去取则有之，杜撰则无也。"（陈修园《伤寒论浅注》）他毫不避讳这部《伤寒论浅注》的主要注释来自"二张"及各家之言，作者融各家之说于一书。

陈修园晚年更是不避嫌，采用当时最为著名的八家医人的医学主张和临证经验，斟酌去取，以切时用，著成《医学从众录》。"余观近今医士，不学者无论，有能读薛立斋、王金坛、赵养葵、张景岳、张石顽、李时珍、李士材、喻嘉言八家之书，即为不凡之士，尚可与言。盖此八家，虽未能合《内经》之旨、仲师之法，而书中独得之妙，亦复不少。兹且就世俗所共奉者，采其名言，录其方治，约数十方，而取其一二方，约数百言，而括以一二言。"（陈修园《医学从众录》）

当然，在处理各家不同的医学思想时，"群言淆乱衷于圣"，是他处理不同流派取舍的原则。

陈修园在《金匮方歌括》"凡例"中说："尝阅《吴医汇讲》，以独开生面，不袭老生常谈为高，而予正与之相反。览斯集者必以剿说病之，然而甘受不辞也。"

值得注意的是，陈修园尊重每位医家的研究成果，征引前代各家之言，必注其名。《伤寒论浅注》"凡例"云："至于各家有一得之处，必注其姓名，盖以作家苦心不容没也。"这种近似知识产权的意识，在十九世纪出现，实属难能可贵。

4. 分享经验，示教读法

朱熹曾经提出，读书须"循序渐进，熟读精思，虚心涵泳，切己体察，着紧用力，居敬持志"。即读书要循序渐进，不可急于求成。读书不仅要读字面意思，还要思考体味才能愈久愈深，实际上读医学经典也是如此。

儒医陈修园经历了科举考试与书院教育，对读经典也有自己的体会，所以在《金匮要略浅注·读法》中，创造性地提出"读其正面，须知其对面，须知其反面，须知其旁面，则顺逆分合，如织锦回文，字字扣得着"（陈修园《金匮要略浅注》）。"读《金匮》书，读其正面，必须想到反面，以及对面、旁面。寻其来头为上面，究其归根为底面。一字一句，不使顺口念去。一回读，方得个一番新见解，愈读愈妙。"这是陈修园自己学习过程中悟到的好方法。例如：《金匮要略浅注》卷二的"温疟者，其脉如平，身无寒但热，骨节烦疼，时呕，白虎加桂枝汤主之"条，陈修园指出此处谈到的温疟与《内经》不同，但是"其义则相表里也"进一步解释道："然余谓仲师书，读其正面，须知其对面，须知其反面，须知其旁面，则顺逆分合，如织锦回文，字字扣得着。上节言瘅疟，专主阴绝阳发，以补经文之未尽。至于经文所云：肺热加以外感，为瘅疟之正证，亦包括在内，均一瘅疟，不无毫厘千里之判，此所以不率尔而出方也。至此节论温疟，又与《内经》不同，意者伏气外出之证，其始也，热为寒郁而内藏；其发也，寒因热盛而俯首。究竟酿此猖狂之热祸，皆缘寒邪之格外为祸端。以白虎清其热势，加桂枝追其所由来，可谓面面周到。且所云无寒但热疼呕之证，俱是《内经》瘅疟之正证。师于此补叙其正证，补出其正方，文法错综变化，非细心人不能体会。虽然，篇首有'弦数者风发'一句，《伤寒论》有风温一证，于此可以悟开大觉路，即可以普济无量苍生矣。"

他建议学习医学的人最好读一读《周易》和理学类著作，"读《周易》

及熟于宋儒说理各书者，更易发明。余治举子业，凡遇理致题，得邀逾分许可者，半由得力于此"（陈修园《金匮要略浅注》）。他与学子们分享了学习医学的经验：医易相关，理学思维对学习中医有很大影响。

陈修园还总结了读仲景书的先后次序。读书是有先后顺序的，这种思想来源于理学，朱熹就曾经提出读四书五经的次序，即"先读《大学》，以定其规模；次读《论语》，以定其根本；次读《孟子》，以观其发越；次读《中庸》，以求古人之微妙处"。陈修园继承了这一传统，建议学习仲景著作的人，先读《伤寒论》再读《金匮要略》。其云："《金匮要略》，仲景治杂病之书也，与《伤寒论》相表里。然学者必先读《伤寒论》，再读此书，方能理会。盖病变无常，不出六经之外。《伤寒论》之六经，乃百病之六经，非伤寒所独也。《金匮》以《伤寒论》既有明文，不复再赘，读者当随证按定六经为大主脑，而后认证处方，才得其真谛。"陈修园的阅读经验就是讲究读书次序，"遵古而不泥于古""读活泼泼之仲景书"，在阅读过程中需要反复感悟，读书于无字处。

（二）尊经崇古，师法仲景

尊经崇古是典型的中国传统思维方式，体用思想是处理经典应用的重要途径。

尊经崇古，是儒者治学所要遵循的一大法则。孔夫子就曾提出，对待中国传统文化的态度是述而不作。述，就是继承。陈修园尊经思想具体表现在：维护旧论，反对"错简"说。他认为学习中医当"以读仲景书为第一"（《长沙方歌括·劝读十则》），如果"理不本于《内经》，法未熟于仲景，纵有偶中，亦非不易矩"（《医学三字经·医学源流》）。

"体用"思想是属于中国哲学的范畴，一般认为，"体"是最根本的、内在的、本质的，"用"是"体"的外在表现、表象。唐·崔憬认为"凡天地万物，皆有形质。就形质之中，有体有用。体者，即形质也。用者，即形质上之妙用也"。到了宋代，理学家对体用的思想有了较为抽象的哲学思考，体用也成为常用的哲学范畴。程颐提出"体用一源"的学说，他的《易传序》写道："至微者理也，至著者象也。体用一源，显微无间。"体就是"微"，所谓用就是"显"。而"微"就是理，"显"就是象。他认为理乃是深微的基础。"一源"即是"一本"。"体用一源"就是说体用是相互统一的，并非彼此分离的两个根本。

儒医陈修园受此思想影响，曾提出"《灵枢》《素问》医学之全体也，《伤寒杂病论》医学之大用也"（陈修园《景岳新方砭》），"学者当以《内经》为体，以仲景书为用"（陈修园《金匮要略浅注》）的方式来学习中医。在《长沙方歌括·医病顺其自然说》中也提出了"穷《本草经》，读《灵素》，法仲景"的主张。《灵枢》《素问》主要论病情，《神农本草经》明药性，仲景之书是以药治病的。本着这种思想，陈修园无论是著述还是临证，都是以《灵枢》《素问》理论为指导，活泼泼地读仲景书，用仲景方。

在理论与实践，即体用关系的处理上，陈修园重视临床实用，排斥繁琐的理论论述。陈修园在《伤寒论浅注·凡例》中指出："若读《灵》《素》《难经》，不于此求其实用，恐坠入张景岳一流，以阴阳二字说到《周易》，说到音律并及仙释，毫无下手工夫；止以人参、地黄自数钱以及数两，为真阴、真阳之主药，贻害无所底止。"反对仅仅坐而论道，大谈理论的做法。

从陈修园撰写的著作来看，《灵素节要浅注》是陈修园对《内经》的诠释。虽然陈修园承认《内经》是医经之源，但是他并未全文注释，而是节要而编。那么陈修园选取《内经》条文的准则是什么？纵观全书基本上是依照《内经》为体，仲景书为用的原则，取《内经》中对临床最具指导意义的篇章，按照适合临床实用的原则分类。考虑到医者阅读的习惯，以小字衬注的形式诠释文章，词语注释更是极尽简略。他在浅注《内经》时，不忘临床的实例以证明。如"运气"学说文字艰涩难懂，理论古奥深邃。陈修园对这部分内容进行了节要选注，注释文字简练，易于理解与掌握。其节录的内容，也多与仲景书内容相关联，体用相照应。

陈修园对《伤寒论》《金匮要略》等著作的研究，可称得上是穷一生之心血，含英咀华，反复体悟，再经过长期的临床实践，最终写出一批适合不同人群阅读使用的仲景学说著作。他在《长沙方歌括》"小引"中写道："戊辰岁，余服阕，复到保阳供职，公余取《伤寒论》原文重加注疏。"可见他对这本书珍爱有加，反复修订。不仅如此，他还要求长子陈蔚对自己浅注的《伤寒论》认真研读，并著成配套的歌括，以指导临床应用。此外还写作《伤寒真方歌括》《长沙方歌括》《伤寒医诀串解》等，从多方面阐释陈修园对《伤寒论》的理解。而对《金匮要略》的研究陈修园也是三易其稿，反复修订。

1.《黄帝内经》研究

《内经》自问世以来，不断有注释大家踵事增华。晋·皇甫谧类编的《针灸甲乙经》，全元起的《素问训解》，隋唐有杨上善的《太素》、王冰次注《素问》，元有滑撄宁之《读素问钞》，此后马莳著《黄帝内经灵枢注证发微》、张景岳类分《类经》等纷然著述。至清代，张志聪又著《黄帝内经素问集注》《黄帝内经灵枢集注》、高世栻著《素问直解》等。陈修园最看重的是张志聪、高世栻等人的注释。

陈修园认为："医者学本《灵》《素》，通天地人之理，而以保身，而以保人。"（陈修园《医学从众录》）即《灵枢》《素问》是医人学习的基础。强调《内经》是学习中医的总纲。

陈修园对《内经》的研究成就，主要集中在《灵素节要浅注》之中。这部著作荟萃各家之长，多取张志聪、高世栻之论，参以己意而成，并汇集了其儿孙、弟子等人的医学感悟。选文分类，皆以临床实用为目的，有：

道生、脏象、经络、运气、望色、闻声、问察、审治、生死、杂论、脉诊、病机 12 类。

（1）节要经文，类编成书

方以类聚，物以群分，由于《内经》文简而义博、理论深奥，阅读起来非常困难。为了解决这个问题，历代医家采用多种方式来类分这部著作。如元代滑寿《读素问钞》分为 12 类：脏象、经度、脉候、病能、摄生、论治、色脉、针刺、阴阳、标本、运气、荟萃。明代张景岳合《灵枢》《素问》亦分为 12 类：摄生、阴阳、脏象、脉色、经络、标本、气味、论治、疾病、针刺、运气、汇通。陈修园划分为道生、脏象、经络、运气、望色、闻声、问察、审治、生死、杂论、诊脉、病机 12 类。

从这 12 类的划分来看，陈修园与前代张景岳等医家一样，都强调养生的重要性，所以把摄生放在首位，次列藏象、经络、运气等中医学理论内容，最后详细解读诊断诸法，详述病因病机。可见陈修园的《灵素节要浅注》都是以临床实用为去取原则，剥离了纯粹理论论述的内容，这样分类如教科书一般，帮助初习医者迅速了解读懂《内经》，并能很好地应用到临床实践中。

（2）注释浅易，图文并茂

陈修园不愧为医学科普大家，他编著著作时总是既要遵循经典，又要考虑如何将晦涩难懂的理论转难为易。

在"经络"类中，陈修园首先列《经脉》篇原文，然后随文夹注，如：

《经脉》篇曰：人始生，先成精，（先天水火之精，而先生两肾）精成而脑髓生。（脑为精髓之海，肾精上注于脑而脑髓生矣）骨为干，（骨生于水脏，如木之干也）脉为营，（营者，犹营舍之所，以藏血气也）筋为刚，（筋之强劲也。肉生于土，犹城墙之外卫也）皮肤坚而毛发长。（发为血余，血气充盛故长也）谷入于胃，脉道以通，血气乃行。（营卫血气，先于后天水谷之精也。此篇论脏腑十二经脉之生始出入。营血营行脉中，六气合于脉外，始于手太阴肺，终于足厥阴肝，周而复始，循度环转之无端也）"（陈修园《灵素节要浅注》）

上文的括号内的文字，就是陈修园的注。用"先天水火之精，而先生两肾"，简洁明了地诠释了"先成精"的含义。解释"骨为干"时，先解释了与骨相关联的脏，然后用描述方式解释了骨如同树干一样。同样浅显易懂的解说，还有对"营"的解释。营，如同可以居住的地方，所以能够藏血气。陈修园在解释了这些词语之后，用浅近的语言为全篇文章做一个题解，总结全篇的主要内容。这种注释去掉了繁琐的考证语言，一看便可了然于心。如"合谷，穴名，俗呼虎口""腨内腘处谓之臑"。（陈修园《灵素节要浅注》）

医人不仅要读懂经络是什么，更要记诵经络的循行及相关的腧穴。陈修园为了帮助医人记忆，在每一经脉后附"诸穴歌"。为了更直观，陈修园索性绘十二经图形，根据古籍的记载，陈修园的这部分画出了肺、脾、心、肾、心包络、肝、小肠、膀胱、胆、大肠、胃等五脏六腑的图形。如：他用图形解释了"心居肺管之下，膈膜之上，附脊之第五椎，是经常少血多气""心像尖圆，形如莲蕊，其中有窍，多寡不同。心导引天真之气，下无透窍，上通乎舌，只有四系，以通四脏头"（陈修园《灵素节要浅注》）。形象的十二经脉循行图，再配以分寸歌，易懂易记。

陈修园专列"十二经图形"一卷，较直观形象地描绘出人体五脏六腑的藏象图示及十二正经与任督二脉的经穴图示。大量引用了《灵枢》《难经》有关藏象理论的记载，在滑寿《十四经发挥》的基础上，较全面准确地记载了人体脏腑的生理解剖位置及生理功能，标出经腧的分寸位置，注解各经络腧穴的分寸歌诀。这在当时的条件下，是难能可贵的，极大地方便了后学。

（3）类注灵素，效法钱塘

本着"深入浅出，返博为约"的思想，陈修园在写作《灵素节要浅注》时，采用夹注的形式，节选《内经》的部分内容加以注释。

以张志聪等为代表的钱塘医家在注释文字上力求浅显易懂，以利医理之阐发。与陈修园深入浅出、返博为约的思想完全吻合。因此，陈修园对《内经》做注时，往往集明清两代各家之长，多取张志聪、高世栻之论。文字上约取张志聪之说，参以己意而成。

陈修园受张志聪等钱塘学派及理学的影响，重视师徒讨论的环节，《灵素节要浅注》中也汇集了其儿孙、弟子、友人的思想火花。在文中虽然单从形式上看不出哪儿是元犀参订，哪儿是陈修园原注，但是细读文字可见引文用语不同。

陈修园由博反约类注《灵枢》《素问》，还表现在引述《内经》原文时，根据当时语言习惯，对《内经》中生僻字、古今字、异体字等作了通俗化的处理。福建中医药大学陈竹友先生，曾经考查过《灵素节要浅注》中的异文，归纳出456条。其中有将古字改成当时常用字的，如《素问·大奇论》"悬去枣华而死"条，陈修园在《灵素节要浅注》中直接将"华"径改为"花"，方便了读者的阅读。如"藏"字含有多种意义，在《内经》中经常使用的意义有二：一是读为"cáng"，作动词，意思是"隐藏""收藏""储藏"。二是读为"zàng"，名词。为了让读者能更好地理解文意，阅读时不会出现歧义，陈修园把表示"隐藏""收藏"义的"藏"字，皆改为"存"。因此《素问·四气调神大论》"养藏之道也"，《素问·五常政大论》"藏而勿害"句，在《灵素节要浅注》中均改作"存"，足见陈修园为了浅注《内经》，甚至不惜对经文的文字作适当的修改，删去某些虚词，将古字改为今字，通假字改为本字、生僻字改为俗字。当然这样做人为地制造了异文，但是对中医经典的普及还是起到了非常重要的作用。

陈修园重视经典的学习，作为理论指导的《内经》，宜简洁明了，易读、易懂、易用，他摒弃了繁琐的考证，多余的注释，言必与"用"相结合，因此注文中不时与《伤寒论》《金匮要略》紧密联系，达到学以致用的目的。

2. 张仲景学术研究

陈修园是继张志聪、张锡驹诸家之后，伤寒学派的重要代表人物。他对仲景推崇备至，尊为仲师。认为仲景专以方药为治，集诸贤之大成，将张仲景比作儒门之孔子。在《伤寒论》研究方面，继承和发扬了张志聪等医家的学术思想，主张维护旧论，反对错简之说，赞同六经气化论，提出分经审证，以"存津液"为治伤寒之宗旨。

（1）忠实经典，斥错简说

最早为《伤寒论》注释是金·成无己，其《注解伤寒论》共分 10 卷，全书注释忠实于原文，不随意删改。这种忠实原文，不擅动经典严谨的治学态度在清代找到了知音钱塘张隐庵。

张志聪继承老师张卿子"维护旧本"的思想，提出："本论六篇，计三百八十一证，霍乱、易复、痉、湿、暍、汗、下，计九十三证，共四百七十四证，一百一十三方。成氏而后，注释本论，悉皆散述平铺，失其纲领旨趣，至今不得其门，视为断简残篇，辄敢条裂节割。然就原本而汇节分章，理明义尽，至当不移，非神游仲祖之堂，不易得也。""细玩章法，连贯井然，实有次第，信非断简残篇，叔和之所编次也。"（张志聪《伤寒论宗印》）

与维护旧本持不同观点的是错简派。错简派的形成，滥觞于北宋林亿等人。在其校订的《伤寒论》书中写道："今先校订张仲景《伤寒论》十卷，总二十二卷，证外合三百九十七法，除重复，定有一百一十二方。"针对文中提到的397法究竟是什么，后世学者众说纷纭。元代王履《医经溯洄集》中有"伤寒三百九十七法辨"，认为《伤寒论》397法，不包括辨脉法、平脉法、可汗不可汗等，认为这些是王叔和后增入的。明·黄仲理作《伤寒类证辨惑》，提出："仲景之书，六经至劳复而已，其间具三百九十七法，一百一十三方，纤悉具备，有条而不紊者也。……辨脉法、平脉法、伤寒例三篇，叔和采摭群书，附以己意，虽间有仲景说，实三百九十七法外者也。"此后方有执、喻嘉言等响应这个主张，以己意重订伤寒。舒驰远、柯韵伯等人则删去了"辨脉""平脉""伤寒例"。这样形成了以方有执、喻嘉言为代表的重订错简派。自明清以后，辨脉法、平脉法、伤寒例、辨痓湿暍病脉证治等前四篇，及辨不可发汗病脉证治等后七篇遭到删削。现今通行版本均据此说，仅录其主体部分，即始于"辨太阳病脉证并治上"，终于"辨阴阳易瘥后劳复病脉证并治"，共计10篇。

张志聪等医家反对上述这种随意删削《伤寒论》的做法，陈修园继承了这一思想，在《伤寒论浅注·凡例》中，陈修园明确指出："但其文义高古，往往意在文字之外，注家不得其解，疑为王叔和之变乱。而不知叔和生于晋代，与仲景相去未远，何至原书无存耶？……要知《平脉》《辨脉》《伤寒例》《诸可与不可与》等篇，为王叔和所增，增之欲补其未详，非有意变乱也。然仲景即儒门之孔子也，为叔和者，亦游、夏不能赞一辞耳。兹故于其所增者削之。"对待古籍，陈修园反对遇到自己读不懂的地方就轻言错简。《伤寒论浅注》卷三中，就"旋覆代赭石汤方"陈修园写道："此一节，因上下文皆言下后之证，亦姑备此证以参观也。诸本皆疑其错简，或谓其传写之误。"陈修园认为，当我们遇到读不懂的地方时，应该自咎自己的见识不行，不可轻言错简。

陈修园对待中医经典的态度是信而好古，不随意增删移易。对前代随意改动仲景著作的医家，感到非常痛心，"成无己注后，诸家皆有移易，若陶节庵、张景岳、程山龄辈无论矣。而方中行、喻嘉言、程郊倩、程扶生、魏念庭、柯韵伯皆有学问、有识见之人，而敢擅改圣经，皆由前人谓《伤寒论》非仲景原文，先入为主。遂于深奥不能解之处，不自咎其学问之浅，竟归咎于叔和编次之非。遂割章分句，挪前换后，以成一篇畅达文字"（陈修园《伤寒论浅注》）。陈修园还用了一个形象的比喻，来说明为什么不可擅改仲景之书，"如诗家之集李集杜，虽皆李、杜句，究竟非李、杜诗也。"认为如此改变次序，如同李白、杜甫的诗，诗句顺序变化了，就失去了原诗的意境。

当然，《平脉》《辨脉》《伤寒例》《诸可与不可与》等篇，因为确系王叔和增加的内容，在陈修园《伤寒论浅注》中尽被删去。

维护旧论，反对"错简"说，体现了陈修园严谨的治学态度，尊重经典，不擅自改动古籍，也是对历史和后人负责任的态度。

（2）述六经气化，明标本中气

陈修园在探寻仲景思想的过程中，一直在寻找一个可以系联其学术思想的主线，最终六经气化学说让陈修园找到了源头活水。

六经气化理论是《伤寒论》研究的重要学说之一，搞清"六经气化学说"首先要厘清3个问题：一是何谓"六经气化学说"，二是"气化思想"来源，三是"六经气化学说"的理论与临床实践。

①气化思想寻源

气化思想首先是一个中国传统的哲学命题，是中国传统哲学对于世界万物的生成运行的一种思考，套用西方哲学名词可称得上是中国宇宙论。这种思想是基于对气的认识。到了汉代，逐渐形成了以元气来界说万物的生成和宇宙的构成的思想。宋代以张载、周敦颐、朱熹为代表的宇宙生成论，在总结了汉魏哲学思想成果的基础上，提出："道，犹行也；气化流行，生生不息，是故谓之道。《易》曰：'一阴一阳之谓道。'《洪范》：'五行：一曰水，二曰火，三曰木，四曰金，五曰土.'行亦道之通称。"(《张子正蒙注·太和》) 由此可见，道的运行过程中，充满了气之化生，气化的流行，促使万物乃至道永远运行于古今，生生不息。张载的"太虚即气"的宇宙生成论，就是用"气化"学说构建了一个关乎天地万物的生命成长条件、构成、根源、动力、变化过程及其秩序的理论。"太虚无形，气之本体，其聚其散，变化之客形尔"(《张子正蒙注·太和》)。气的聚散变化，形成了宇宙万物，由此张载完成了宇宙生成的认识论，张载运用天人合一的思维模式，指出："性者万物之一源，非有我之得私也。"(《正蒙·诚明篇》) 揭示了人类与万物生成的共同根源，就是"合虚与气"。明清之际，王夫之进一步阐发了张载的气化学说，他认为："气化者，气之化也。阴阳具于太虚絪缊之中，其一阴一阳，或动或静，相与摩荡，乘其时位以著其功能，五行万物之融结流止、飞潜动植，各自成其条理而不妄。"(《张子正蒙注·太和》) 可见，气化就是阴阳二气相互作用、变化生成五行万物的过程。清代的大学问家戴震，也认为宇宙就是气化流行的大过程。历代先贤在谈到气化流行时，始终认为气化的过程绝不是杂乱无章的，而是有其规律性的，物质世界在其生生不已的运动变化中显现出它的条理。

②六经标本中气从化

中医学理论与中国传统哲学思想密不可分，气化流行的宇宙观对中医学也产生了重大的影响。

伤寒六经标本中气从化思想，源自《内经》运气学说。该书以"气化"思想解构了天地万物的生成变化。"物之生，从于化；物之极，由乎变"(《素问·六微旨大论》)。"生""化""极""变"展现了天地人万物变化的规律。《素问·五常政大论》中描述了以"气"为宇宙之源，化生万物的过程。"气始而生化，气散而有形，气布而蕃育，气终而象变。"《素问·六微旨大论》中进一步勾画了三阴三阳之六气变化的规律，"少阳之上，火气治之，中见厥阴；阳明之上，燥气治之，中见太阴；太阳之上，寒气治之，中见少阴；厥阴之上，风气治之，中见少阳；少阴之上，热气治之，中见太阳；太阴之上，湿气治之，中见阳明。所谓本也，本之下，中之见也。见之下，气之标也。本标不同，气应异象。"文中"气"有着不同的属性，"火气""燥气""寒气""风气""热气""湿气"，是天之六气，为本；人体的少阳、太阳、阳明、少阴、太阴、厥阴，三阴三阳六经为标；在本气之下，标气之上，界于标本之间的为中气。它们之间的关系是：上之六气为三阴三阳之本，下之三阴三阳为六气之标，而兼见于标本之间者，因阴阳表里相通，如少阳厥阴为表里，阳明太阴为表里，太阳少阴为表里，故彼此互为中见之气。其间，"气"如同一个强大的带有能量的枢纽，它有其自身的运行规律和次序。这个枢纽运转顺畅与否形成了中医对疾病的认识及治疗的系统思考。当然"气化学说"不仅局限于对病因病机、治疗方法的认识，也可以用来诠释本草学的某些问题。

对《内经》中气化学说的诠释早已有之。如：金元四大家的刘完素等人曾经尝试过，但是过于机械，尚不够全面。真正将"气化"思想引入中医，并且用这种思维方式阐释中医学的病因病机、辨证论治、医方本草等内容的应该是清代的张志聪。他认为《内经》"所详者天人一原之旨，所明者阴阳迭乘之机，所究研者气运更胜之微，所稽求者性命攻荡之本，所上穷者寒暑日月之运行，所下极者形气生化之成败，开阖详尽，几无余蕴"（《黄帝内经素问集注·自序》）。在思考天地人关系时，用"凡人有生，受气于天。故通乎天者，乃所生之本。天以阴阳五行，化生万物，故生之本，本乎阴阳也。是以天地之间，六合之内，其地气之九州，人气之九窍五脏十二节，皆通乎天气"（《黄帝内经素问集注·生气通天论》）来阐释"天人合一"之道。

　　张志聪《伤寒论集注》首次运用《内经》标本中气学说与天人相应等理论，阐释《伤寒论》六经病证。他在《伤寒论集注》的"凡例"中写道："三阳三阴谓之六气。天有此六气，人亦有此六气。"《侣山堂类辨·伤寒论编次辨》也有"天有六气，地有五行，人秉天地之气而生，兼有此五行六气"，强调三阳三阴之气与天之六气相应的观点。陈修园熟读《内经》《伤寒论》，认可张志聪、张锡驹的六经气化学说。他在《伤寒论浅注·凡例》中表示："唯张隐庵、张令韶二家，俱从原文注解，虽间有矫枉过正处，而阐发五运六气、阴阳交会之理，恰与仲景自序撰用《素问》《九卷》《阴阳大论》之旨吻合，余最佩服。"强调："六气之本标中气不明，不可以读《伤寒论》。"陈修园在《灵素节要浅注》卷四中写道："此言三阴三阳有六气之化，有上下之本标，有中见之标本也。风、寒、暑、湿、燥、火，天之阴阳也，三阴三阳上奉之，故以六气为本而在上，以三阴三阳之气标见于下也。"介于六气之本气与阴阳标气中间的是中气，中见之气，具有节制六气，平衡阴阳的作用。本气、标气、中见之气，形成一个有机的整体，它们相互配合，相互作用，相互制衡，从而达到化育万物的目的。

　　以《内经》"本标不同，气应异象"为理论依据，陈修园解释："此言三阴三阳之六气，虽上下相应而各有不同。少阴标阴而本热，太阳标阳而本寒，是本标之不同也。"《素问》也写道："百病之起，有生于本者，有生于标者，有生于气者。"指出疾病的产生不外乎标、本、中气三者关系失衡。在《伤寒医诀串解》"少阳篇"中，陈修园写道："太阳阳明者，脾约是也。本太阳病不解，太阳之标热合阳明之燥热，以致脾之津液为其所灼而穷约。正阳阳明者，胃家实是也。燥为阳明之本气，燥气太过，无中见湿土之化而实。""阳明本燥而标阳，若不得中见太阴之湿化，其燥气阳热太盛，则为胃家实之病。"燥气具有燥化流行布散之功，阳明中见太阴，以太阴之气为中见，则燥气可下至胃腑，助水谷的消化吸收。他分析少阳病的病因病机："少阳标阳本火。标本不异，故从本。《经》云：少阳为甲木，主风火之为病。论中止十节。第一节言口苦，咽干，目眩，为少阳之总纲，皆就气化而言也。"

陈修园在谈标、本、中气思想时，首先厘清了标、本、中气的概念，以及与脏腑、十二经的联系，认为六经六气以寒、热、湿、火、燥为本，三阴三阳为标。本标之中见者为中气。脏腑经络之标本：脏腑为本，居里；十二经为标，居表；表里相络者为中气居中；中气如少阳、厥阴为表里，阳明、太阴为表里，太阳、少阴为表里。表里相通，则彼此互为中气。陈修园在《伤寒论浅注》卷五"辨少阴病脉证篇"中指出："太阳底面，即是少阴。治太阳之病，即宜预顾少阴。二经标本寒热不同，医者必了然于心，然后丝丝入扣。《内经》云：太阳之上，寒气主之，以寒为本，以热为标也。又云：少阴之上，君火主之。以热为本，以寒为标也。病有发热恶寒者，发于太阳之标阳也；无热恶寒者，发于少阴之标阴也。"

综合陈修园六经与标本中气的从化关系，大致可归纳为：

少阳太阴从本 "少阳太阴从本者，以少阳本火而标阳，太阴本湿而标阴，标本同气，故当从本"。

少阴太阳从本从标 "少阴太阳从本从标，以少阴本热而标阴，太阳本寒而标阳，标本异气，故或本或从标"。

阳明厥阴从乎中气 "阳明厥阴，不从标本，从乎中者，以阳明之中，太阴湿土也，亦以燥从湿化矣。厥阴之中，少阳火也，亦以木从火化矣。故阳明厥阴，不从标本，而从中气"。

关于标本中气从化的问题，韩世明在《再传伤寒论》中提出："气化的趋向为双向性。少阴从本从标，同样显示为气化趋向的双向性，少阴有从标的方向生成标气，又有少阴标气趋向于心肾，以阴济阳，以血济气，旺盛少阴本热即心阳命火的从本方向的气化。"

后世中医对六经气化学说褒贬不一，赞同者有之，反对者亦有之。如章太炎先生认为伤寒六经气化学说实际上是"假借运气，附会岁露，以实效之书变为玄谈"。而陈修园自己对于运气学说的态度是不必过度依赖，在《医学三字经》"张飞畴运气不足凭说"写道："若熟之以资顾问则可，苟奉为治病之法，则执一不通矣。"

（3）明开阖枢之机，审证施治重转枢

六经的气化运动，内源自脏腑，输布于全身，古人把这个机转变化的过程分为开、阖、枢等方式。"开、阖、枢"在《内经》中是用以解说经络功能的，至明清时有些医生活用解说伤寒六经传变。陈修园引《内经》三阴三阳离合之论述，诠释临床审证施治之大纲，形成了他对伤寒审证施治的整体观。《伤寒医诀串解》中写道："《内经》云：太阳为开，阳明为阖，少阳为枢；太阴为开，厥阴为阖，少阴为枢。此数语为审证施治之大关键。"太阳为开，阳明为阖，少阳为枢。三经不得相失。

开、阖、枢作为六经经气的运动形式，具有相互关联，又独具特点的方向性。开的特点是上升、向外；阖的特点是下降、向内；枢的特点是枢转。

陈修园在《伤寒论浅注》中写道："盖以枢者，内外之枢纽也，可从枢而外出，亦可从枢而内入。"他还指出少阳为阳枢，少阴为阴枢，其气相通。

陈修园重视少阳转枢的作用，反对把小柴胡汤当作少阳主方的做法。"枢"本义是门轴，门轴的特点就是转动。所以枢起到了系联开、阖的重要作用。他认为："太阳主一身最外一层，邪从外来，须要驱之使出。服上二汤，尚不能出，或留本经，或侵他经，必借少阳之枢转以达太阳之气而外出也。故小柴胡汤为太阳篇之要剂。今人不知，擅改为少阳主方，失之远

矣。"(《伤寒医诀串解》)

陈修园强调少阳枢转的作用与太阳的关系，他认为无论桂枝证还是麻黄证，如果正值三日、九日、十五日，当少阳主气的时候，一定要借少阳的枢转功能而祛出邪气。若往来寒热，枢机不转，将出现开阖不利之象，其症状为：胸胁苦满，因为胸乃太阳出入之部，胁为少阳所主之枢，神机内郁，心烦、喜呕、胃气不和不欲食，或胸中烦而不呕，或大渴，或腹中痛，或胁下痞硬；或心下悸而小便不利等，或太阳借少阳之枢转已有向外之势，则不渴而身有微热，或咳，这些症状皆以小柴胡汤为主，并可以随症加减而治之。所以小柴胡汤是太阳篇的要剂。陈修园总结道："凡太阳篇有柴胡之方，或因其病象有从枢欲达之意，而以柴胡达之；抑因其久郁未解之邪，而以柴胡可以从枢达之。"

关于小柴胡汤，陈修园看到时医只知为少阳之方，却不知它还是阳明之要方，详细地论述了其枢启之功。"阳明病胁下鞕满，言不得少阳之枢，则下焦不通而为不大便；中焦不治，胃气不和而为呕；上焦不和，火郁于上，其舌上现有白苔；可与小柴胡汤。上焦得通，津液得下，胃气因和，身濈然汗出而解，所以从枢以转之者此也。"

至于少阳枢转的运用，陈修园写道："伤寒五六日，经尽一周，气值厥阴，借其中见之少阳而枢转。伤寒如此，中风亦如此，其症往来寒热，少阳之枢象也。胸为太阳之部，胁为少阳之部，太阳不得出，少阳不得枢，故为苦满。"陈修园对柯韵伯、张志聪的主张提出不同观点，认为"二家不知小柴胡是太阳病之转枢方""少阳主枢，谓为少阳之方，无有不可；若认为少阳之专方，则断断乎其不可也。"

陈修园告诫医人使用小柴胡汤时应该注意慎用汗、下、吐及温针。"既入少阳，无论伤寒、中风，皆为枢逆于内不得外达，均宜小柴胡汤达之。故曰：与小柴胡汤。见汗、吐、下皆非所宜，惟此汤为对证之剂也。

然而，汗、吐、下三禁外，又有温针为尤忌。他指出："少阳主风火之气，而所重在枢。柴胡为转枢之药，故后人取之以为和解之方，汗下俱在所禁也。然和解中亦兼及汗下，时贤谓为权变法。大抵证兼太阳之表，则宜兼汗；证兼阳明之里，则宜兼下。如柴胡加桂枝汤、柴胡加芒硝汤、大柴胡汤、柴胡桂枝汤等方是也。然寒热游行于外，则有柴胡等法；而寒热互搏于中，则为痞、呕，又有诸泻心汤、黄连汤、黄芩汤等法。至于少阳为枢，而所以运此枢者胃也。小柴胡汤中之参、枣，是补胃中之正气以转枢；柴胡龙骨牡蛎汤，是驱胃中之邪气以转枢。补正即所以驱邪，驱邪即所以补正。一而二之，二而一之，不可姑待其枢折而救治无及也。且也黄芪一味得初阳之气，初阳者，少阳也。手少阳三焦之气上逆，则为烦；足少阳胆气失职，则为悸。凡少阳枢折之坏证，必重用此药以救之也。"

陈修园试图利用开、阖、枢的理论解释伤寒病机传变施治的规律，可以说是理论上的一次大胆尝试。

（4）伤寒之旨，重存津液

"存津液"是治疗伤寒之肯綮，这是陈修园多年研究伤寒的心得，在其著作中多次提到并且亲自举例说明"存津液"的含义。他在《长沙方歌括·劝读十则》中提出：《伤寒论》诸方"以存津液三字为主。"陈修园之所以重视"存津液"，是因为脾胃为后天之本，津液是生化之源，存津液旨在保脾胃之气。陈修园在《医学实在易》中总结"《伤寒论》云：上焦得通，津液得下，胃气因和三句，是金针之度"。清人陆懋修在其《医林琐语》中也提到："仲景法之重于存津液，夫人而知之矣。其所以存津液者，汗吐下和寒温之六法也，六法之中，尤以急下存阴为刻不可缓。贱用滋腻之药，以为可存津液者，适与六法相反，故有病无一治。"

陈修园的《伤寒论浅注》近一百余处提及"津液"。《长沙方歌括》卷首说:"《伤寒论》一百一十三方，以存津液三字为主。"《医学三字经》写道:"长沙论，叹高坚。存津液，是真诠。"在自注中又说:"存津液是全书宗旨，善读书者，读于无字处。如桂枝汤甘温以解肌养液也；即麻黄汤直入皮毛，不加姜之辛热，枣之甘壅，以外治外，不伤营气，亦养液也；承气汤急下之，不使邪火灼阴，亦养液也；即麻黄附子细辛汤用附子以固少阴之根，令津液内守，不随汗涣，亦养液也；麻黄附子甘草汤以甘草易细辛，缓麻黄于中焦，取水谷之津而为汗，毫不伤阴，更养液也。推之理中汤、五苓散，必啜粥饮。小柴胡汤、吴茱萸汤皆用人参，何一而非养液之法乎？"

陈修园举桂枝汤为例，桂枝汤的作用是和平解肌，方药全都是养液之品。麻黄汤的作用是轻清走表，不加姜、枣，以外治外，不伤营气，也是养液的意思。无奈当时的医生常用川芎、紫苏、羌活、独活、荆芥、防风、苍术、白芷等苦燥辛烈之品，损伤阴气。更痛心于闽时医的陋习，常用二陈汤发汗。

陈修园看到了津液的存亡在伤寒传变中的作用。陈修园总结了自己治疗研究的经验，针对太阳病诊治，提出亡津液分"津液干涸""津液不行"两种。如：针对《伤寒论》"太阳病，发汗后，大汗出"条，陈修园认为这是阳明水谷的津液竭尽。所以出现"胃中干，烦躁不得眠，得欲饮水者"，病机是土燥于中，心不交肾，则人身津液内水耗竭，需要外水自救。只宜少与饮之，令胃得水而不干，但是切不可误与五苓散。这是举例津液竭尽的诊治。

陈修园曾经写道:"夫津液者，水谷之所生。肾者，胃之关也。胃之水液从关而下，入于肾者顺也。如阳明逆，不得从其道而下入于肾，则肾之水气，反循津液之道路而上乘于胃矣，是以胃不和而卧不安也。故曰：肾者水脏，主存津液，又主卧与喘也。""若脉浮，小便不利，微热，消渴者"

病机是脾气不能转输，胃之津液不行，不能布散水气，所以需要五苓散治疗。这是"津液不行"。

发汗后，胃之津液有干竭与不行有分别。"太阳病"至"胃气和则愈"，言津液干竭。"若脉浮"至末言"津液不行"，当作两截看。他认为汗有血液之汗，有水津之汗，伤寒，汗出而渴者，水津之汗也。汗出而脾虚，津液不能上输而致渴。汗出而不渴者，血液之汗也。心主血脉，用茯苓甘草汤调和经脉。在《医学实在易》"消渴"中，陈修园引张志聪文："胃气弱而津液不生者，人参汤主之，此内因之渴也。有脾不能为胃行其津液，肺不能通调水道，而为消渴者，人但知以凉润之药治渴，不知脾喜燥而肺恶寒。试观泄泻者必渴，此因水津不能上输，而惟下泄故尔。以燥脾之药治之，水液上升即不渴矣。故以凉润治渴，人皆知之，以燥热治渴，人所不知也。"因为胃弱而津液不生，脾又不能为胃行其津液，因此形成消渴。陈修园认为："胃乃津液之生原，肺乃津液之化原也。"因此，他解释《内经》"二阳之病发心脾，有不得隐曲，女子不月；其传为风消，其传为息贲者，死不治"条时，写道："二阳者，足阳明胃经也。夫人之精血，由胃府水谷之所资生，脾主为胃行其津液者也。二阳病则中焦之汁竭，无以奉心神而化赤，则血虚矣。水谷之精，脾无转输于五脏，则肾无所存而精虚矣。"

重视"存津液"，实际上也是与陈修园六经气化思想有较为密切的关系。陈修园《伤寒论浅注》："前言太阳阳明，今试重申其转属之义。"《伤寒论》："太阳病，寸缓、关浮、尺弱。其人发热汗出，复恶寒，不呕，但心下痞者，此以医下之。如其不者，病人不恶寒而渴者，此转属阳明也。"陈修园提出太阳之本寒，从阳明之燥化，小便数，是津液下渗，所以大便必硬。之所以大便硬是因为津液之不足，非胃家之有余，即使长时间不大便，也不觉痞满。亡津液形成胃热脾弱之证。如果是津液竭而渴欲饮水的人，应该少少与之，以润其燥。主张"唯助脾气以转输，多饮暖水以出汗，则内外俱松。须知病从太阳而入者，仍从太阳而出也。此散不能养液，但以阳明病与转属阳明者，或异或同，可分可合，亦视治者之活法耳。"

陈修园提出护顾胃气，存津液的观点，是其独特的理论创新。

（5）分经审证，阐发伤寒

陈修园穷其一生研究经验，立足六经气化理论，创分经审证法，揭示了方证之间的联系及传变、转归的机理。这是陈修园研究《伤寒论》最主要的创新思想，集中体现在其晚年力作《伤寒医诀串解》之中。《伤寒医诀串解》，按照《伤寒论》六经传递次序排列，采取分经审证方法，对六经诸证详细辨析，使其证治分明。

①太阳病分经证、腑证、变证

陈修园在书中先提出太阳病主一身之表的总特征，将太阳病归为经证、腑证、变证三大类，以问答体形式总结了三大证的传变规律、特点和治法。太阳经病主一身之表的总特征为头痛项强、发热恶寒。经证又分虚邪、实邪两类。虚邪表现为脉缓、自汗恶风，宜桂枝汤。实邪表现为脉浮紧、无汗恶寒，宜麻黄汤。这是太阳经证的两大目。太阳腑证由表邪不去，循经入腑，有蓄水、蓄血之不同。若其人出现口渴、烦躁不得眠，脉浮，小便不利，水入即吐，是膀胱蓄水证，宜五苓散。若病人如狂，小腹硬满，小便自利，脉沉，是膀胱蓄血证，宜桃仁承气汤。太阳变证则有从阴从阳之异，"汗下失宜，从阴从阳之不一也"。若不应下而下，又下利清谷，身体疼痛，可用四逆汤救清谷之里，用桂枝汤救身疼痛之表。汗下太过，厥冷，采用四逆汤。发汗太过，汗漏不止，用桂枝加附子汤。若发汗太过，动其荣血，可用真武汤。陈修园引《内经》的标本中气观点，提出了发汗、利水是治疗太阳病的两大方法。

②阳明病分经证、腑证

阳明病分为经、腑二证。其主要症状为：身热，目痛，鼻干，不得眠，反恶热。阳明经证有未罢太阳、已罢太阳之辨。若上述症状外兼见头痛恶寒，则是太阳证未罢。若无头痛恶寒，但见壮热口渴，是已罢太阳，为阳明经之本证，宜白虎汤主之。阳明经证主要采用汗法、清法。阳明腑证有太阳阳明、少阳阳明、正阳阳明之分。其主要症状为：潮热，谵语，手足、腋下濈然汗出，腹满，大便鞕。阳明腑证治法需要审其轻重，"阳明在经未离太阳，宜汗之；既离太阳，宜清之；在腑，审其轻重，宜下之。若在经络之界，汗之不可，清之不可，下之不可，宜用吐法"。对于阳明本证、自受证、转属证、邪盛证、正虚证、能食不能食证、寒冷燥热证、从枢从开证、名同而实异，源一而流分证等分别作了详细的注释，总括出"阖者恐其终阖，实者虑其大实，故以三承气汤之重剂为主"。陈修园总结道："阳明之为病，胃家实也。言阳明病虽有三者之分，而其为胃家实则一也。此节为阳明病之提纲。"

③少阳分经、腑二证

少阳分经、腑二证。经证有口苦、咽干、目眩等症状，分虚火、实火之辨。其中，寒热往来于外，胸胁苦满，默默不欲食，心烦喜呕，为虚火证，宜用小柴胡汤。寒热往来于外，心中痞硬，郁郁微烦，呕不止，为实火证，宜大柴胡汤。少阳腑证虽无寒热往来于外，却有寒热相搏于中，因此有痞、痛、利、呕四证之分。治法：因呕而痞不痛者，半夏泻心汤。胸中有热而欲呕、胃中有邪气而腹中痛，宜黄连汤。邪已入里，则胆火下攻于脾而自利，宜黄芩汤。胆火上逆于胃而为呕，宜黄芩加半夏生姜汤。寒热攻补并用之中不离少阳和解法。

④太阴有从阴化、阳化之差

太阴为湿土，纯阴之脏。病入太阴，有阴阳从化之势，其中从阴化者多，从阳化者少。腹满而吐食，自利不渴，手足自温，时腹自痛，宜用理中及四逆汤、丸。太阴之邪从阳化，则出现发汗后不解，腹痛，急下之，宜大承气汤。腹满时痛，属太阴也时痛者，谓腹时痛时止，桂枝加芍药汤主之。大实痛者，大便坚实而痛，桂枝加大黄汤主之。从阴化宜用理中丸、汤或四逆汤等。从阳化用大承气汤等。

陈修园认为，仲景所说的太阴证，与《内经》"人伤于寒为热病腹满嗌干证"不同。提纲皆言寒湿为病，以四逆汤为治内正法，桂枝汤为治外正法。

⑤少阴有从水化、从火化之分

少阴之邪从水化而为寒，从火化而为热。从水化为寒当用回阳法。从火化为热的宜用救阴法。陈修园认为："少阴本热而标寒，其病或从本而为热化，或从标而为寒化，与太阳一例。"其中"微细之病脉，但欲寐之病情，兼水火、阴阳、标本、寒热而提其总纲也。"

⑥厥阴有热化、寒化之别

厥阴证同样有热化、寒化之别，只是从热化者多，从寒化者少。乌梅丸是治疗厥阴证的总方。

分经审证法，以六经标本中气学说为纲，把原本复杂的理论用清晰的条目表述出来，既切近临床，又对后世深入学习中医，研究《伤寒论》裨益良多。

（6）创经典读法，阐微于无字

程颢认为"读书之味，愈久愈深"。朱熹认为读书须"循序渐进，熟读精思，虚心涵泳，切己体察，着紧用力，居敬持志"，即读书要循序渐进，不可急于求成。读书不仅要读字面意思，还要思考体味才能"愈久愈深"，实际上读医学经典也是如此。

①学思结合，广泛联系

儒医陈修园经历了科举与书院教育，他对阅读经典也有自己的体会，在《金匮要略浅注·读法》中创造性地提出"读其正面，须知其对面，须知其反面，须知其旁面，则顺逆分合，如织锦回文，字字扣得着"学思结合、广泛系联的立体读书法，并为后学作了详细地说明："读《金匮》书，读其正面，必须想到反面，以及对面、旁面。寻其来头为上面，究其归根为底面。一字一句，不使顺口念去。一回读，方得个一番新见解，愈读愈妙。"这种读书方法是陈修园自己学习过程中悟到的。陈修园曾经与众弟子讨论"甘草附子汤"方名的命名问题，这个方中"甘草"只用二两却冠各药之上而名方，一定大有深意。陈修园认为仲景不仅审病有法，处方有法，即使是方名中药品的先后顺序也应该有规则，所以读书当于无字处著神也。其弟子在老师的启发下大胆提出："此方中桂枝视他药而倍用之，取其入心也。盖此证原因心阳不振，以致外邪不撤，是以甘草为运筹之元帅，以桂枝为应敌之先锋也。彼时不禁有起予之叹，故附录之。"这个推理得到了陈修园的赞赏，并将这次讨论郑重地著录于书中。

读书于无字处，还要有广泛阅读经史著作的基础。"读《周易》及熟于宋儒说理各书者，更易发明。余治举子业，凡遇理致题，得邀逾分许可者，半由得力于此"。他与学子们分享了学习医学的经验就是：医易相关，理学思维对学习中医有很大影响。例如：《金匮要略浅注》卷二"温疟者，其脉如平，身无寒但热，骨节烦疼，时呕，白虎加桂枝汤主之"，陈修园认为此处谈到的温疟与《内经》不同，但是"其义则相表里也"，进一步解释道："然余谓仲师书，读其正面，须知其对面，须知其反面，须知其旁面，则顺逆分合，如织锦回文，字字扣得着。上节言瘅疟，专主阴绝阳发，以补经文之未尽。至于经文所云：肺热加以外感，为瘅疟之正证，亦包括在内。均一瘅疟，不无毫厘千里之判，此所以不率尔而出方也。至此节论温疟，又与《内经》不同，意者伏气外出之证，其始也，热为寒郁而内藏；其发也，寒因热盛而俯首。究竟酿此猖狂之热祸，皆缘寒邪之格外为祸端。以白虎清其热势，加桂枝追其所由来，可谓面面周到。且所云无寒但热疼呕之证，俱是《内经》瘅疟之正证。师于此补叙其正证，补出其正方，文法错综变化，非细心人不能体会。虽然，篇首有'弦数者风发'一句，《伤寒论》有风温一证，于此可以悟开大觉路，即可以普济无量苍生矣。"

②悟读书次序，明学问根本

理学家朱熹曾提出读四书的次序，即"先读《大学》，以定其规模；次读《论语》，以定其根本；次读《孟子》，以观其发越；次读《中庸》，以求古人之微妙处"，并认为"《四子》《六经》之阶梯"（《朱子语类》）。陈修园也体悟出学习中医经典时读书也要讲究读书顺序，他指出："《金匮要略》，仲景治杂病之书也，与《伤寒论》相表里。然学者必先读《伤寒论》，再读此书，方能理会。盖病变无常，不出六经之外。《伤寒论》之六经，乃百病之六经，非伤寒所独也。《金匮》以《伤寒论》既有明文，不复再赘，读者当随证按定六经为大主脑，而后认证处方，才得其真谛。"主张读书先读《伤寒》，因为六经，是治百病的六经，无论疾病如何变化都离不开六经。然后再读《金匮》。这种读书次第，是陈修园研究仲景思想的重要主张，读书不仅讲究次序，而且还要二书合参，互为表里，才能全面掌握仲景思想。

③遵古而不泥，权变于临证

陈修园体悟到："仲景一部书，全是活泼泼天机。"并且举例如："凡寸口与趺阳、少阴对举者，其寸口是统寸关尺而言也；与关尺并举者，是单指关前之寸口而言也。然心荣肺卫应于两寸，即以论中所言之寸口，俱单指关前之寸口而言，未始不可也。且足太溪穴属肾，足趺阳穴属胃。仲景用少阴、趺阳字眼，犹云肾气胃气。少阴诊之于尺部，趺阳诊之于关部，不拘于穴道上取诊，亦未始不可也。然而仲景不言关尺，止言少阴、趺阳，何也？盖两寸主乎上焦，荣卫之所司，不能偏轻偏重，故可以概言寸口也。两关主乎中焦，而脾胃之所司，左统于右，若剔出右关两字，执着又不该括，不如止言趺阳之为得也。两尺主乎下焦，两肾之所司，右统于左，若剔出左尺两字，执着又不该括，不如止言少阴之为得也。至于人迎穴，在结咽，为阳明之动脉，诊于右关更不待言矣。而且序言指出三部二字，醒出论中大眼目。学者遵古而不泥于古，然后可以读活泼泼之仲景书。"

陈修园注释仲景"问曰：人病有宿食，何以别之？师曰：寸口脉浮而大。按之反涩。尺中亦微而涩。故知有宿食，大承气汤主之。脉数而滑者，实也。有宿食，下之愈，宜大承气汤"此段时，也总结道："治病以脉为凭，上言浮大、反涩、微涩、数滑，皆于活泼泼中以意会之，不可以言传之也。而于紧脉中定其宿食，此旨则微而尤微。"

关于仲景之书的读法，陈修园认为："《金匮要略》，仲景治杂病之书也，与《伤寒论》相表里。然学者必先读《伤寒论》，再读此书，方能理会。"

3.《神农本草经》研究

身为遵经好古的儒医，陈修园重视中医经典的学习研究，针对当时医生不读《神农本草经》，喜欢读李时珍《本草纲目》的状况，深感痛心和不安，大声疾呼医人用药须读《神农本草经》。为了强调《神农本草经》的重要性，他用了一个生动的比喻："用药者不读《本草经》，如士子进场作制艺，不知题目出于四子书也。"将《神农本草经》比作学子科举考试所倚重的《四书》，意在强调《神农本草经》是遣方用药的基础。陈修园之所以重视《神农本草经》，是因为张仲景医方用药，悉遵《神农本草经》。医方须化而裁之，推而行之，变化用之。而方圆之间，经权之选全在于晓知《神农本草经》。

陈修园对《神农本草经》研读由来已久，早年就曾因为李时珍的《本草纲目》粗陋，而著《神农本草经注》6卷。其友蒋庆龄评价该书是："其言简，其旨该，其义奇而不骇于正。其钩深索隐也，玄之又玄，如李将军之画，不肯使一直笔；其扃辟奥启也，仍复明白坦易，如白香山诗句，虽灶下老妪，亦可与知觻解。不可解而后解，及其解之，了不异人也。可谓金心在中，银手如断矣。"后陈修园由于母亲去世，回籍读礼，闭门谢客，取旧著之六卷，遴选切用于实际的一百余种，依《神农本草经》体例，分上中下三品，上品药 67 种，中品药 41 种，下品药 10 种，加上附录中收药 48 种，共计 166 种药物，分为 4 卷。

（1）遣方用药，悉遵《本经》

作为医生治病一定要与方、药打交道，关于方、药、医学理论之关系，陈修园提出：中医理论源自《内经》，用药治病之方始于伊尹的《汤液经法》，而张仲景的《伤寒论》《金匮要略》多采中古遗方，遣方用药，悉遵《本经》。"明药性者，始自神农，而伊尹配合而为《汤液》。仲景《伤寒》《金匮》之方，即其遗书也。阐阴阳之秘，泄天地之藏，所以效如桴鼓。今人不敢用者，缘唐宋以后，诸家之臆说盛行，全违圣训。查对与经方所用之药不合，始疑之，终且毁之也。"（《神农本草经读·凡例》）因此，医生用药如果不读《本草经》，"如士子进场作制艺，不知题目出于四子书也"。陈修园在《医学三字经》卷一中也有关于方药关系的论述："其药悉本于《神农本经》，非此方不能治此病，非此药不能成此方，所投必效，如桴鼓之相应。"

陈修园认为先有《神农本草经》，伊尹依《本经》中的药性，创制《汤液经法》，仲景之方本自《汤液》。如此看来，学习好《神农本草经》，是掌握仲景之方的基础，有了这个基础才能灵活运用经方。

出于对《神农本草经》的尊崇，陈修园给自己的《神农本草经读》的写作定下了这样一个原则，即"俱遵原义，逐字疏发，经中不遗一字，经外不溢一词"。

陈修园长子陈元豹在《长沙方歌括》附识一道中也提出："医道之不明也，皆由于讲方而不穷经之故。《神农本草经》，明药性也，未尝有配合之方。"

陈修园在《长沙方歌括》中介绍了自己使用桂枝、麻黄的经验，借以诠释熟知本草的重要性："桂枝汤、小柴胡汤，无论伤寒杂病，阳经阴经，凡营卫不和者，得桂枝而如神；邪气不能从枢而外转者，得柴胡而如神。今人惑于《活人》春夏忌桂之说，又惑于前医邪在太阳，误用柴胡反致引入少阳之说，及李时珍虚人不可多用，张景岳制五柴饮列于《散阵》，遂致应用不用，误人无算。而不知二药，神农列之上品，久服可以却病延年。"痛心当时的医人信各家却不信神农。在陈修园行医生涯中，当地的医生常见陈修园用桂枝汤，却万无一失。而且桂枝的用量从三钱亦有用至八九钱依然有效，都称赞他有创始之德。殊不知是陈修园熟读《本经》的缘故。他还记载了使用柴胡的经验，通常柴胡使用不过四钱而止，"而浙省、江苏每用必以鳖血拌蒸，最多不过二钱，皆先入之说误之也。不知长沙方柴胡用至八两，取其性醇，不妨多服，功缓必须重用也。"他在注解黄连时，提出《本经》只点明其主治证候包括"热气目痛，眦伤泪出，明目，肠澼腹痛下利，妇人阴中肿痛"，但并未注明其所以治疗这些证候的机理。陈氏注解为："目痛、眦伤泪出、不明，皆湿热在上之病；肠澼腹痛下利，皆湿热在中之病；妇人阴中肿痛，为湿热在下之病。"如此解读，指明黄连主治证候中"湿热为患"的病机关键，尽管病状千变万化，但万变不离其宗。

陈修园在多部著作中反复强调不明《神农本草经》，在遣方用药时出现的问题。如《金匮要略浅注》卷八解释"下利便脓血者，桃花汤主之"时指出："桃花汤姜、米以安中益气；赤石脂入血分而利湿热。后人以过涩疑之，是未读《本草经》之过也。"

陈修园分析《景岳新方砭》"通脉四逆汤方"时认为："《神农本草经》云：柴胡气味苦平，无毒，主心腹肠胃中结气，饮食积聚，寒热邪气，推陈致新，久服轻身、明目、益精。原文共三十六字，无一字言及发汗，故少阳证有汗、吐、下三禁，首禁发汗。仲景小柴胡汤用八两之多，其不发汗可知。并可以悟其性之益人，多服无伤，功之颇缓，重用始效也。"提出仲景使用柴胡，是本于《神农本草经》。而景岳未读《神农本草经》，所以误认为柴胡为散药，才以柴胡为主，"合生地、黄芩、白芍等，名一柴胡饮，为寒散；合细辛、生姜、厚朴等，名二柴胡饮，为温散；合芍药、当归、陈皮、生姜等，名三柴胡饮，从血分而散；合人参、生姜、当归等，名四柴胡饮，从肺经气分而散；合熟地、白术、归、芍等，名五柴胡饮，从脾胃而散；合防风、陈皮、甘草、生姜，名正柴胡饮，从平散"。对于张景岳的这组方剂，陈修园认为"无知妄作"。

此外，陈修园评价张景岳的医方之误时称："景岳归葛饮、柴葛煎之误，皆缘未读《本草经》，为李东垣、李时珍诸说所惑故也。""仲景一百一十三方，用人参只有一十八方，皆因汗、吐、下之后，亡其津液，取其甘寒以救阴；惟吴茱萸汤、理中汤、附子汤三方，刚燥之中，借其养阴以配阳。盖人参非补阳药也，读《神农本草经》者自知。景岳学浅心粗，惑于李时珍'能回阳气于无何有之乡'之说，遂视为神丹，每于救危之法必用之，以致新定回阳二饮，用至一二两之多，误人无算。""苓术菟丝丸、固真丸，景岳所得意者，以菟丝子之补而能固也。余考《神农本草经》，会其言外之旨，知其有润燥之功，无固涩之用。""景岳虽聪明过人，而未读《本草经》，其论药即有偶中之处，终觉瑕瑜参半。"《金匮要略浅注》卷三："时医止知桂枝为表药，龙牡为涩药，妄测高深，皆不读《神农本草经》之过也。"

（2）以经解经，旁征博引

陈修园阐述经方与本药之间的关系，本草使学医者明其然，也能知其所以然。当一位医生知其所以然后，才能在临证时化裁推行。如巴戟天，在《神农本草经》中认为它"气味甘微温，无毒。主大风邪气，阴痿不起，强筋骨，安五脏，补中增志益气"。陈修园注释这段文字时，首先从巴戟天性味入手分析出：巴戟天禀春升之木气，所以入足厥阴肝；得地金土二味，入足阳明燥金胃。虽气味有木土之分，但是在临床应用时，可归于温肝之列。他援引佛经四大中"风"的作用是"以风轮主持大地"来证明温肝的治法。但是陈修园注释的关键还不全在于此，他更希望借此将"主大风"这个命题搞清楚。他发现："《本经》以'主大风'三字提纲两见：一见于巴戟天，一见于防风。阴阳造化之机，一言逗出。"风既是万物形成的关键，也如一把双刃剑，陈修园引《金匮要略》的"风能生万物，亦能害万物"句，道出风具有"生""害"双重属性。"防风""巴戟天"恰好与之相应，"防风主除风之害，巴戟天主得风之生"。医人不能随口读去而不思考。陈修园认为风就是气，而风气与肝相通。和风生人，疾风杀人。因此陈修园解释巴戟天主大风的作用，主要是能化疾风为和风。因为气即是风，风散就是气散，虽生如死。若益而和之，气和就是风和，死可以回生。

对于五味子，陈修园同样博采经典说明功效。陈修园认为："五味子气温味酸，得东方生长之气而主风。人在风中而不见风，犹鱼在水而不见水。人之鼻息出入，顷刻离风则死，可知人之所以生者，风也。风气通于肝，即人身之木气。"解释完五味子主风的功效后，陈修园旋即引《庄子》的"野马也，尘埃也，生物之息以相吹也"，引出"息"字有二义，即"生息""休息"。而五味子的温以遂木气之发荣，酸以敛木气之归根之功，恰好暗合生息、休息义。讲清气的作用后，分析临床上，如果出现其气不安，咳逆上气的病人，其病因病机当为风木挟火气而乘金；劳伤、羸瘦、阴痿、精虚的病人，正合《金匮要略》所谓虚劳诸不足，风气百疾的论断。陈修园认为："风气通于肝，先圣提出虚劳大眼目，惜后人不能申明其义。五味子益气中大具开阖升降之妙，所以概主之也。"这段严密的推理式的注释，为我们勾勒出从五味子性味到临证应用，一整套中医应具备的思维线路。陈修园非常反感唐宋以后的医家，所谓五味子兼具五味，所以兼治五脏的观点。更对"其酸以敛肺，色黑入肾，核似肾而补肾"这样想当然之说提出批评。

（3）立足临床，择常用之品

陈修园是一位经验丰富的临床医生，同时又饱读诗书，精通中医经典，他编写的本草著作更重视临床实践。他选取药物的标准是常用、易得。

《神农本草经》选药三百六十五种，字字精确，遵法用之，其效如神。但是"自陶弘景以后，药味日多，而圣经日晦矣。张洁古、李东垣辈，分经专派。徐之才相须、相使、相恶、相反等法，皆小家伎俩，不足言也"。所以陈修园摒弃前代越注越繁的做法，精选常用、易得药物一百余种，附录收药 8 种，分别采自《别录》《唐本草》《拾遗》《药性》《海藏》《蜀本》《开宝》《图经》《日华》《补遗》等典籍。

（4）辨疑正误，述药性之变化

药物吸收天地之精华，因此气运的变化，将影响药物的药性，进而影响到疗效。上古之时，"司岁备物"，药物得天地之专精。如君相二火司岁，那么这年可以收取姜、桂、附子之热类；如果是太阳寒水司岁，则收取黄芩、大黄之寒类；如果是太阴土气司岁，则收取芪、术、参、苓、山药、黄精之土类；如果是厥阴风木司岁，则收取羌活、防风、天麻、钩藤之风类；如果是阳明燥金司岁，则收取苍术、桑皮、半夏之燥类。这是由于药物得到了主岁之气而助其药性，那么药物性味的功力就倍厚。所以上古药物不需要炮制。张隐庵《本草崇原》也认为："万物各有自然之性，凡病自有当然之理。"

但是到了中古，不能司岁备物，所以要用药物炮制以代天地之气。此后用药须知炮制的药物药性的改变。如制附子曰炮，助其热也；制苍术曰炒，助其燥也；制黄连以水浸，助其寒也。陈修园在《神农本草经·白术》中写道："今以生术削去皮，急火炙令熟，则味甘温而质滋润，久服有延年不饥之效。可见今人炒燥、炒黑、土蒸、水漂等制，大失经旨。"对白术加工中的"炒燥、炒黑、土蒸、水漂"等制法表示质疑。

关于人参的药性，《本经》明确说微寒，李时珍却说生则寒，熟则温。盖药有一定之性，除是生捣取汁冷服，与蒸晒八九次，色味俱变者，颇有生熟之辨。但是放入煎剂中，则生者亦煮熟了。此时药性的差别似不至于太大了。石膏气微寒，味辛无毒，由于"石品见火则成石灰，今人畏其寒而煅用，则大失其本来之性矣"，告诫医生石膏不可用火煅烧，否则其性将会改变。

（5）究本草之原委，匡前注之讹误

陈修园痛心于时医不读《神农本草经》，道听途说，他力求《神农本草经读》对每味药物的注解，"必透发出所以然之妙，求与《内经》《难经》、仲圣等书，字字吻合而后快"。陈修园潜心研读《本经》，结合自身临床经验，匡正前人的谬误，提出自己在本草学上的独特见解。虽然陈氏所持观点有些尚待商榷，但是这种敢于质疑，独立思考的研究态度和方法，值得我们效法。

①人参救津液，非温补回阳药

自宋、元以后，医生们都认为人参具有回阳之功。陈修园考《神农本草经》："人参，气味甘、微寒，无毒。主补五脏，安精神，定魂魄，止惊悸，除邪气，明目，开心益智。久服轻身延年。"他认为这 37 字中，无一字言及温补回阳，人参的主要作用是"主补五脏"。另在《时方歌括》中陈修园也曾写道："余细按经文，无一字言及温补回阳之性。仲景于汗吐下阴伤之症，用之以救津液。"查考仲景《伤寒论》113 方，使用人参的只有 17 方，即：新加汤、小柴胡汤、柴胡桂枝汤、半夏泻心汤、黄连汤、生姜泻

心汤、旋覆代赭石汤、干姜黄连黄芩人参汤、厚朴生姜半夏人参汤、桂枝人参汤、四逆加人参汤、茯苓四逆汤、吴茱萸汤、理中汤、白虎加人参汤、竹叶石膏汤、炙甘草汤。方中人参的作用"皆是因汗、吐、下之后，亡其阴津，取其救阴。如理中、吴茱萸汤，以刚燥剂中阳药太过，取人参甘寒之性，养阴配阳，以臻于中和之妙也"。所以仲景在汗、吐、下阴伤之症用人参，是为了救津液。在号称回阳第一方的四逆汤、通脉四逆汤中皆不用人参。

"尝考古圣用参之旨，原为扶生气安五脏起见。而为五脏之长，百脉之宗，司清浊之运化，为一身之囊篇者，肺也。人参惟微寒清肺，肺清则气旺，气旺则阴长而五脏安。古人所谓补阳者，即指其甘寒之用，不助壮火以食气而言，非谓其性温补火也"。

陶弘景谓：功用同甘草。凡一切寒温补泻之剂，皆可共济成功。然甘草功兼阴阳，故《本经》云："主五脏六腑。"人参功专补阴，故《本经》云："主五脏。"仲景于咳嗽病去之者，亦以形寒饮冷之伤，非此阴寒之品所宜也。

②上品药宜久服

陈修园经过大量的研究发现，《神农本草经》上品中的药物，都不是治病之药，尤其是带有"久服"二字的药物更是如此，都是寻常服食之物，可以长时间服用。"凡上品之药，法宜久服，多则终身，少则数年，与五谷之养人相佐，以臻寿考。若大病而需用此药，如五谷为养脾第一品。脾虚之人，强令食谷，即可毕补脾之能事，有是理乎？然操此技者，未有不得盛名。"但是清人每取上品之药，如人参、熟地黄、玉竹、阿胶、菟丝子、沙苑、蒺藜之类，合为一方，用来治大病，误人无算。结果"病不速去，元气日伤，伤极则死"。

同样，陈修园注释远志条时，用通俗易懂的语言对《神农本草经》经文进行分析。他认为："远志气温，禀厥阴风木之气，入手厥阴心包；味苦，得少阴君火之味，入手少阴心。然心包为相火，而主之者心也。火不刑金，则咳逆之病愈；火归土中，则伤中之病愈。主明则下安，安则不外兴利除弊两大事，即'补不足，除邪气'之说也。"从远志的性味入手，生动形象地解释了远志为什么具有补不足，除邪气之功。

在谈到远志具有"久服轻身不老"功效时，陈修园认为这就是《内经》所说的"主明则下安，以此养生则寿"。

在久服这个问题上，陈修园进一步诠释了自己一贯的主张："夫曰养生，曰久服，言其为服食之品，不可以之治病，故经方中绝无此味。今人喜服药丸为补养，久则增气而成病。唯以补心之药为主，又以四脏之药为佐。如四方诸侯，皆出所有以贡天子，即乾纲克振，天下皆宁之道也。诸药皆偏，惟专于补心则不偏。《抱朴子》谓：陵阳子仲，服远志二十七年，有子三十七人。开书所视，记而不忘，著其久服之效也。若以之治病，则大失经旨矣。"

陈修园著作等身，但是极少谈服食养生，多论服药治病，此处的观点值得我们深思，即服食之品不可以治病。

③驳"地黄为治病之药"说

明代名医张景岳倡温补说，认为百病之生，俱从肾治，主张用熟地黄来温补肾。陈修园却认为：地黄，自唐以后经过九蒸九晒为熟地黄，苦味尽除，入于温补肾经，丸剂颇为相宜；若入汤剂及养血凉血等方则不可。况且"百病之极，穷必及肾。及肾，危证也"。这时有大承气汤之急下法，有桃花汤之温固法，有四逆汤、白通汤之回阳法，有猪苓汤、黄连鸡子黄汤之救阴法，有真武汤之行水法，有附子汤之温补法，都可以救此危证。陈修园旗帜鲜明地反对张景岳主张的百病之生，俱从肾治；以《神农本草经》上品服食之地黄，作为治病之药。提出"神农所列上品，多服食之品，即五谷、五果、五菜之类也。玩'久服'二字可见，圣人药到病瘳，何以云久乎？凡攻邪以去病，多取毒药。滋润胶粘，反引邪气敛藏于少阴而无出路，以后虽服姜、附不热，服芩、连不寒，服参、术不补，服硝、黄不下，其故何哉？盖以熟地黄之胶粘善着。女人有孕，服四物汤为主，随症加入攻破之药而不伤，以四物汤中之熟地黄能护胎也，知其护胎之功，便可悟其护邪之害。胶粘之性最善着物，如油入面，一着遂不能去也。凡遇有邪而误用此药者，百药不效。病家不咎其用熟地黄之害，反以为曾用熟地黄而犹不效者，定为败症，岂非景岳之造其孽哉？"

④反对"细辛不过钱"

宋以前对细辛用量未作过任何限制，细辛不过钱的说法始于宋元祐年间（1086—1093）陈承的《本草别说》。时值司马光入京主政，废除新法，史称"元祐更化"。依据当时的医事制度，对医生的从业考核非常严格，对药物使用作了较为严格的规定和标准。因此陈承在书中提出："细辛若单用末，不可过半钱，多则气闭塞不通者死，虽死无伤可验。"又说："平凉狱中尝治此故不可不记。"又说："非本有毒，但以不识多寡之用。"此后历代医人都以此语忌用，明代李时珍《本草纲目》也继承了这一说法。到了清代，张志聪就曾提出用药时，不必拘泥"细辛不过钱"的规定。他认为："细辛气味辛温，一茎直上，其色赤黑，禀少阴泉下之水阴，而上交于太阳之药也。少阴为水脏，太阳为水府，水气相通，行于皮毛，内合于肺；若循行失职，则病咳逆上气，而细辛能治之。太阳之脉，起于目内眦，从巅络脑；若循行失职，则病头痛脑动，而细辛亦能治之。太阳之气主皮毛，少阴之气主骨髓，少阴之气不合太阳，则风湿相侵。痹于筋骨，则为百节拘挛；痹于腠理，则为死肌，而细辛皆能治之。其所以能治之者，以气胜之也。久服明目利九窍者，水精之气濡于空窍也，九窍利，则轻身而延年矣。"

细辛不过钱，主要指细辛单用末，不可过一钱，多则气闭不通而死。张志聪认为上品药无毒，可以多用。陈修园赞同张志聪的观点，在书中大段引用。

⑤辨牡桂、菌桂

《神农本草经》载："牡桂，气味辛、温，无毒。主上气咳逆，结气，喉痹，吐吸，利关节，补中益气。久服通神，轻身不老。"陈修园认为：牡桂，就是今之桂枝、桂皮。菌桂，是今之肉桂、厚桂。因为主发之机在枝干，所以仲景方中用的都是桂枝，即牡桂。

陈修园发现时医由于不通本草，认为桂枝具有解表作用，忌而不敢用，常常代以肉桂，结果施治效果不好。

张志聪曾经对桂枝的功效大加赞赏，他认为："桂本凌冬不凋，气味辛温，其色紫赤，水中所生之木火也。肺肾不交，则为上气咳逆之证；桂启水中之生阳，上交于肺，则上气平而咳逆除矣。结气喉痹者，三焦之气不行于肌腠，则结气而为喉痹；桂禀少阳之木气，通利三焦，则结气通而喉痹可治矣。吐吸者，吸不归根即吐出也；桂能引下气与上气相接，则吸入之气直至丹田而后出，故治吐吸也。关节者，两肘、两腋、两髀、两腘皆机关之室，周身三百六十五节，皆神气之周行；桂助君火之气，使心主之神而出入于机关，游行于骨节，故利关节也。补中益气者，补中焦而益上下之气也。久服则阳气盛而光明，故通神明。三焦通会元真于肌腠，故轻身不老。"

徐忠可始终致力于《金匮要略》的研究，他发现：近世出现的良方，如肾气丸、十全大补汤俱用肉桂，可能是集温暖于滋阴药中，所以有效。但是桂枝汤，作为伤寒首方，又因有春夏禁用桂枝之说，所以后人除有汗发热，恶寒证外，他证不用。尤其春夏两季则更守禁药不敢用。徐忠可认为古人喜用桂枝，取其宣通血气，为诸药向导之功，即使是肾气丸，古时也用桂枝，而非肉桂，其意不止于温下。此外，如《金匮要略》中论虚损十方中的七方用桂枝。孕妊用桂枝汤安胎，又桂苓丸去癥，产后中风面赤，桂枝、附子、竹叶并用，产后乳子烦乱、呕逆，用竹皮大丸，加桂枝，治热烦，又附方于建中加当归为内补。可见，桂枝适用范围极广，而肉桂，具有性热下达之功，若非下焦虚寒之人不可用。而后世医人反以为通用之药，难怪误用者不可胜数。对于桂枝功效的偏见，也曾导致陈修园治疗司马先生儿媳水肿病时，受到非议。

⑥ "龟板" 非滋阴神品

龟甲向来被医家看成滋阴第一神品，可以大补真水。但是陈修园认为这种看法不全正确。《神农本草经》记载：龟板，气味甘、平、无毒。主漏下赤白，破癥瘕痎疟，五痔阴蚀，湿痹，四肢重弱，小儿囟不合。久服轻身不饥。根据《神农本草经》的记载，陈修园总结：介虫类的药物大抵属阴，皆都能除热。龟板生于水中，能利湿。龟板属金，能攻坚，除此以外亦无他长。因此《神农本草经》记载龟板主治漏下赤白，是因为 "湿热为病，热盛于湿则漏下赤色，湿盛于热则漏下白色"。而龟甲专除湿热，恰好对症。能破癥瘕，是取其甲属金，金能攻坚之意。而痎疟是疟久不愈，湿热之邪痼结阴分，只有龟甲能入阴分而攻之。火结于大肠则产生五痔，湿浊下注则患阴蚀。肺合大肠，肾主阴户，龟甲性寒可以除其热，气平则可以逐湿。至于小儿囟骨不合，是肾虚之病，龟甲主骨，所以能合囟骨。龟板久服轻身不饥，主要讲的是由于阴精充足而达到的效果。

⑦ "附子" 补虚救阳之功

陈修园调理虚证，重视阴阳协调，认为 "血气淖泽滑利"，建议使用附子。他分析 "仲景用附子之温有二法：杂于苓、芍、甘草中，杂于地黄、泽泻中，如冬日可爱，补虚法也；佐以姜、桂之热，佐以麻、辛之雄，如夏日可畏，救阳法也。"

附子味辛气温，火性迅发，无所不到，是回阳救逆第一品药。《素问》谓以毒药攻邪是回生妙手，后人立补养等法是模棱巧术，究竟攻其邪而正气复，是攻之即所以补之也"。所以《本经》云："风寒咳逆邪气，是寒邪之逆于上焦也；寒湿痿躄、拘挛、膝痛不能行步，是寒邪著于下焦筋骨也；癥坚、积聚、血瘕，是寒气凝结，血滞于中也。"意为附子"上而心肺，下而肝肾，中而脾胃，以及血肉筋骨营卫，因寒湿而病者，无有不宜。即阳气不足，寒自内生，大汗、大泻、大喘、中风、卒倒等症，亦必仗此大气大力之品，方可挽回。此《本经》言外意也"。

神而明之，存乎其人。仲景善用附子，若"误药大汗不止为亡阳，如唐之幸蜀，仲景用四逆汤、真武汤等法以迎之；吐利厥冷为亡阳，如周之守府，仲景用通脉四逆汤、姜附汤以救之。且太阳之标阳外呈而发热，附子能使之交于少阴而热已。少阴之神机病，附子能使自下而上而脉生，周行通达而厥愈。合苦甘之芍、草而补虚，合苦淡之苓、芍而温固，元妙不能尽述"。

仲景立方主要是悟出《本经》"气味辛温有大毒"的内涵。陈修园认为："温得东方风木之气，而温之至则为热，《内经》所谓少阴之上，君火主之是也。辛为西方燥金之味，而辛之至则反润，《内经》所谓辛以润之是也。凡物性之偏处则毒，偏而至于无可加处则大毒。"正因为"大毒"二字，才知附子之温为至极，辛为至极也。

仲景用附子之温有二法，即补虚、救阳。用附子之辛，有三法："桂枝附子汤、桂枝附子去桂加白术汤、甘草附子汤，辛燥以祛除风湿也；附子汤、芍药甘草附子汤，辛润以温补水脏也；若白通汤、通脉四逆汤加人尿猪胆汁，则取西方秋收之气，保复元阳，则有大封大固之妙矣。"(《神农本草经读》)

此外，陈修园还用大量的篇幅阐明了后世增入的"何首乌"可用于治久疟久痢，苦以坚其肾，涩以固其脱，非滋阴补肾，能乌须发，益气血，悦颜色，长筋骨，益精髓，延年的上品补药。"补骨脂"温补脾肾，可治疗滑胎，不是以此药来"堕胎"义。陈修园的提法有时失之偏颇，但瑕不掩瑜，有很多可资借鉴之处。

⑧"真粉"即天花粉

真粉即天花粉。陈修园在《十药神书注解》中说："方（辛字润肺膏）中真粉，即《伤寒论》猪肤汤之白粉也。本文未明为何粉，一说即天花粉，主滋润肺金，取金水相生之义；一说即粳米粉，以少阴之水火交会于阳明中土，粳米补阳明中土，交水火而止烦躁，而且藉土气以生金。二说俱有深义。"陈修园在阅读了《十药神书注解》后方知：真白粉即天花粉无疑。

陈修园还记载了主讲清源书院时曾看到的真粉是赝品，进而详述真粉的制法，以期人们可依此来辨真伪。

"嘉庆丁巳岁，余应兴泉观察阿公、泉州郡伯张公聘，主清源书院讲席。日者用天花粉一味，药铺送白粉一包，其色晶莹洁白，迥出诸药之上。余传问之，答曰：此物最贱，而制造却难。惟冬月叶落，其气尽归于根，掘取，以法取汁，和水淘洗，澄之，晒干收贮，才有如此宝色。若无此色，恐伪物弗效，不如止用天花粉片之较妥也。今先生加一'真'字，何等郑重其辞。"（《十药神书注解》）

⑨"烧存性"确解

"烧存性"于方书中常见，但是医家理解并不尽同。陈修园说："余治证四十余年，习见时医喜用此药，效者固多，而未效者亦复不少。推原其故，盖因制不如法，亦因轻药不能当此重任，必须深一步论治。"他认为"烧灰存性。今药肆中止知烧灰，则色变为黑，而不知'存性'二字大有深意。盖各药有各药之性，若烧之太过，则成死灰无用之物矣。唯烧之初燃，即速放于地上，以碗覆之，令灭其火，俾各药一经火炼，色虽变易，而本来之真性俱存，所以用之有效。人以为放地出火气，尤其浅焉者也。"

⑩ "阿胶"贵在东阿井

自陶弘景到清代，都知道东阿产的阿胶是真阿胶，所以这味药物取名亦缘于此。但是为什么东阿产的阿胶与他处不同呢？关键是东阿井，东阿地下水矿物质含量高于一般水质几倍或几十倍，也较其旁诸水重一些。陈修园考察发现：东阿井在山东兖州府阳谷县东北六十里，即古之东阿县也。这个井水深藏于地下，水质较其旁诸水重十之一二不等。与东阿井相类，人的血脉，同样是宜伏而不宜现，宜沉而不宜浮。以东阿井水制作胶，正与血脉相宜。至于为什么一定用黑色驴皮，因为黑色属肾，以济水合于心，达到水火相济的境界。

为什么用驴皮制作阿胶？陈修园解释道："驴亦马类，属火而动风；肝为风脏而藏血，今借驴皮动风之药，引入肝经；又取阿水沉静之性，静以制动，俾风火熄而阴血生逆痰降。"

⑪ "半夏"之制法

陈修园发现时人一概使用白矾煮制半夏，如此制作而成的半夏，服用者往往出现呕吐，酸心少食的不良反应。他痛感这样的制法广为流行，人们相沿成习。究其原因发现，古人制作白矾只用汤洗七次，去涎，但是当时的人害怕这样制作的半夏有麻口的情况，不敢采用古法。于是陈修园每年都收干半夏数十斤，洗去粗皮，用生姜汁、甘草水浸泡一日夜，然后洗净，再用河水浸泡三天，其间一天换一次水，三天后滤起蒸熟，晒干切片，隔一年使用，使用效果非常好。陈修园思考为什么会有人服用半夏出现呕吐症状，结论为：半夏是太阴、阳明、少阳之大药，祛痰不是它的专长。所以仲景诸方加减，写到"呕者加半夏，痰多者加茯苓"，但绝没有提到痰多加半夏的。

⑫考"神曲"的制法

陈修园不仅关注中医经典中的方药,还对民间流行常用之品投入极大的关注。如他看到福建人自制神曲服用,即对神曲的名实原委做了一番详细的考证。提出神曲原本应名"六神曲"。在《神农本草经考注》中他写道:"考造曲之法:六月六日,是六神聚会之日,用白曲百斤,青蒿、苍耳、野蓼自然汁各三升,杏仁研泥、赤小豆为末各三升,以配青龙、白虎、朱雀、玄武、勾陈、腾蛇六神,通和作饼,麻叶或楮叶包罯,如造酱黄法,待生黄衣,晒干收之,陈久者良。药用六种,以配六神聚会之日,罯发黄衣作曲,故名六神曲。"后人去掉六字,只名神曲,而且任意加至数十味药,将有可能大伤元气。所谓的百草神曲,害人更甚。

他发现:"近日通行福建神曲,其方于六神本方中,去赤小豆,恶其易蛀,加五苓散料、平胃散料及麦芽、谷芽、使君子、榧子、大黄、黄芩、大腹皮、砂仁、白蔻、丁香、木香、藿香、香附、良姜、芍药、防风、秦艽、羌活、独活、川芎、苏叶、荆芥、防己、党参、茯苓、莱菔子、苡米、木通、茶叶、干姜、干葛、枳椇、山楂、槟榔、青皮、木瓜、薄荷、蝉蜕、桃仁、红花、三棱、莪术、郁金、菖蒲、柴胡、菊花等为末,制为方块,以草罯发黄衣晒干。"陈修园认为这个方子杂乱无序,误人匪浅,当时非常盛行的原因是误信某些类似广告招牌夸张的宣传。陈修园感慨道:"惯以肥甘自奉之辈,单服此克化之品,未尝不痛快一时,而损伤元气,人自不觉。若以入方,则古人之方,立法不苟,岂堪此杂乱之药,碍此碍彼乎!且以药末合五谷,罯造发黄而为曲,只取其速于酿化,除消导之外,并无他长,何以统治百病?且表散之品,因罯发而失其辛香之气;攻坚之品,以罯发而失其雄入之权。补养之药,气味中和,以罯发而变为臭腐秽浊之物,伤脾防胃,更不待言,明者自知。"

陈修园临证二十年来,在泉州一带,救治多位相信神曲的神奇功效,随意服用而出现不良反应的人。如患感冒病的，"宜审经以发散，若服神曲，则里气以攻伐而虚，表邪随虚而入里矣"；刚刚得伤食的人，"宜助胃以克化"；若伤食的时间长了，"宜承气以攻下"，这时若服用神曲，则会酿成甜酸秽腐之味，滞于中焦，出现恶心胀痛的现象。陈修园更是在文中大声疾呼："吐泻是阴阳不交，泄泻是水谷不分，赤白痢是湿热下注，噎膈是贲门干槁，翻胃是命门火衰，痰饮是水气泛溢，与神曲更无干涉；若误服之，轻则致重，重则致死，可不慎哉！"从中可见一位医人的良知和责任心。

⑬疑"橘皮酱"之功效

陈修园有鉴于当时盛行制作服用橘皮酱，认为用橘皮制造为酱，属无知妄作。很有意思的是陈修园认真考察了橘皮酱的制法，并详细地记录道："橘皮用水煮三次极烂，嚼之无辛苦味，晒干，外用甘草、麦冬、青盐、乌梅、元明粉、硼砂，熬浓汁浸晒多次，以汁干为度；又以人参、贝母研末拌匀，收贮数月后用之。"当时民间传这种橘皮酱能化痰止嗽、顺气止渴生津。但是陈修园并不认可这种说法，他指出这种办法制作的橘皮酱完全丧失了橘皮之功用。他从医学的视角分析了这个橘皮酱的配伍为什么起不到化痰止嗽、顺气生津止渴的作用。他认为："橘皮治嗽，妙在辛以散之，今以乌梅之酸收乱之；橘皮顺气，妙在苦以降之，今以麦冬、人参、甘草之甘壅乱之；橘之妙在温燥，故能去痰宽胀，今以贝母、麦冬、元明、硼砂、青盐之咸寒乱之，试问橘皮之本色何在乎？"陈修园还分析了俗人喜服橘皮酱的理由是这种酱口感好，他写道："总由入口之时，得甘酸之味，则满口生津，得咸寒之性，则坚痰暂化；一时有验，彼此相传，而阴被其害者不少也。"

⑭记明胶制法

明胶是取嫩肥黄牛皮，用河水制造。还有用牛肉煎法，除去滓再熬成膏。每斤加姜制半夏末二两，称作霞天膏。这种明胶可以治痨伤久嗽。陈修园鳌峰书院的师长孟瓶庵曾告诉他："其督学四川时，患嗽数月，同寅制馈，因素不食牛，拜受而不敢尝。署中阅卷张友患痰症二十余载，喜而尝之，胶痰成块，吐出甚多，半月全愈，身体立见壮健。"这个故事陈修园多次提到，看来陈修园对药物的炮制非常重视而且很感兴趣。

陈修园

临证经验

　　陈修园是一位有着丰富临床经验的医生，他本着济世救人的理想，以仲景为师，一生致力于《素问》《灵枢》《伤寒论》《金匮要略》等中医经典的研究。考虑到中医经典著作语言、医理艰涩古奥，难以理解，导致很多医人不愿读中医经典。针对这种状况，陈修园开始摸索写作适合一般医生阅读的医学著作。他理本《内经》，法宗仲景，撷取汉唐医家思想为杂病治疗原则，集唐宋以来的诸位医家治疗经验，总结自己 30 年来的医学实践经验，先后著成《时方歌括》《时方妙用》《医学三字经》《医学实在易》《医学从众录》《女科要旨》等著作。《时方歌括》是作者在三千余首时方中精选出 108 首，分为十二剂，以方便百姓查阅。《时方妙用》是在《时方歌括》的基础上，注明方用。该书先述四诊，然后记录了 41 类常见病的治疗经验，编写时力争使时方与经方互为表里。《医学三字经》涉及内科杂病 22 大类，《医学实在易》将内科杂病类分为表证、里证、热证、寒证、实证、虚证六大纲。《医学从众录》全书共 8 卷，是一部内科杂病的专著。分 39 篇，包括 40 种内科杂病和妇科杂病。所论各证，在阐发《内经》和仲景学说基础上，博采历代各家经验，参以己见，加以发挥。《医学实在易》也是一部综合性著作，从基本理论到临床均有论述。在临证诊治上，他还善于学习各家经验，不固守经方，对时方、经方甚至民间验方都兼收并蓄，注重临床实效。

一、临证特点

（一）崇古不泥古，撷各家精粹

　　崇古不泥古是陈修园最具代表性的学术思想。他在《金匮要略浅注·读法》中提出"学者遵古而不泥于古","论证治法悉遵古训,绝无臆说浮谈"。他善于把中医经典与临床实践相结合,充分吸取同时代最先进的医疗方法,甚至对民间的一些验方也持较为宽容的态度。

以陈修园《医学实在易》为例,全书共 8 卷,卷一择取《黄帝内经》之要旨,将"脏腑易知""经络易知""四诊易知""运气易知"置于卷首,意在强调经典的引领作用。他既重视经典古训,又善于结合自身经验诠释经典,真正做到不泥古。如"心主血",释为"正以心者新也,神明之官,变化而日新也。心主血脉,血脉日新,新新不停,则为平人,否则病矣"。解释《素问·灵兰秘典论》"膀胱者,州都之官,津液存焉,气化则能出矣",为"言其能得气化而津液外出滋润于皮毛也。若水道之专司,则在三焦之腑"。解释《素问·灵兰秘典论》"三焦者,决渎之官,水道出焉",为"言其热气布护,使水道下出而为溺也"。他尤其重视两句中"出"的含义,注明《内经》两'出'字,一为外出,一为下出,千古罕明其旨,兹特辨之"。

陈修园崇古不泥古的思想还体现在析案说法,悉遵经典,辨证论治,自成一家。如:《时方妙用》"腰痛",先列《内经》分析病因病机,"太阳所至为腰痛","腰者肾之府,转移不能,肾将惫矣。"既而分腰痛为外感、内伤两端,其中内伤又可分为肾阴虚、肾阳虚两大类型,辨证施治以五积丸、六味丸、八味丸。陈修园附以自己的创新,提出白术补脾主要在于驱湿,而补脾又可以输精至肾,通利腰脐之死血。因此,凡遇腰痛病人服药不效,陈修园常常用白术一两,再加上牛膝三钱,淫羊藿五钱,来治疗肾虚。

又如:《时方妙用》"血症",陈修园首先引经据典从理论上分析了血证的病因病机,随即提出自己的主张,五脏有血,六腑无血。提出"血不循经"的"经"字当"常"解,因此,血循经常之道路,则不会有吐、衄、崩下的毛病了。可是很多医生错误地认为归脾汤就是引血归脾,脾能统血,就是归经。

陈修园善于学习各家经验，不固守经方，对时方、经方甚至民间验方都兼收并蓄，注重临床实效。

陈修园既遵古方，又重时方，应用时又有所创新。如《时方妙用·痰》记载的痰饮诸方中，二陈汤为通剂。陈修园认为使用二陈汤时可仿《金匮》之意随症加减，其效则倍于诸家。如二陈汤治久嗽气短，可加桂枝一钱五分、白术二钱，从水道以化气，或者与肾气丸互服。若病人为停饮胁痛，加白芥子一钱五分、前胡二钱；四肢肿，身体疼重，再加生黄芪三钱、防己二钱；咳逆倚息，气短不能卧，可加木防己三钱，桂枝、人参各一钱五分，水煎好，入芒硝八分服；若心下有支饮、眩冒，则加泽泻四钱、白术二钱；咳嗽不止，加干姜、细辛、五味子。

《医学从众录》"痰饮"中记录了王节斋总结痰饮的病机是"痰之本，水也，原于肾；痰之动，湿也，主于脾"。在此基础上，陈修园补充道："痰之成，气也，贮于肺。俗云：治痰先治气，谓调其肺气，使之清肃下行也。又云：脾为生痰之源，肺为贮痰之器。"

他在方剂研究上，既强调经方立方简便，配伍精当，是临证权变的基础，又看重时方的实用性。

首先，陈修园对方剂的分类有自己主张，他在《时方歌括》"小引"中说："唐宋以后，始有通行之时方，约其法于十剂，所谓宣、通、补、泄、轻、重、滑、涩、燥、湿是也。昔贤加入寒、热，共成十有二剂。虽曰平浅，而亦本之经方。"所以陈修园在《时方歌括》为方剂分类时选择了以经方为本的"十二剂"。

十二剂与经方的关系："轻可散实，仿于麻黄、葛根汤；宣可决壅，仿于栀豉、瓜蒂二方；通可行滞，仿于五苓、十枣之属；泻可去闭，仿于陷胸、承气、抵当之属；胆导，蜜煎，滑可去着之剂也；赤石脂、桃花汤，涩可固脱之剂也；附子汤、理中丸，补可扶弱之剂也；禹余粮、代赭石，重可镇怯之剂也；麻黄连轺赤小豆汤，燥可去湿之剂也；白虎、黄连、泻心等汤，寒可胜热之剂也；白通、四逆等汤，热可制寒之剂也。"

其次，陈修园重视时方的实用性。以《时方妙用》为例，该书晚于《时方歌括》，有感于"有方而不审其用，则不足以活人"，遂"续成四卷，详病源于一百八首中"。与其他攒集方剂，分类解说之"方书"不同，主要内容和写作目的并非让业医者着眼于方剂配伍、功效、主治、证候，而是以疾病的辨证论治为主。全书共4卷，首列望、闻、问、切四诊，以下是内、妇、伤寒等科，各种疾病以辨证为纲，详论证因方治，集各家之说，参以己见，或加评论，或附治验。对于前辈医家之经验，陈氏多根据临床实践补充发明，或纠谬勘误。如中风一证，前人多以"小续命为第一"，但陈氏认为"诸说不足凭"，并强调"中风有六经之形证"者，才"宜用小续命汤"，其他则按具体证情选方用药。

陈氏不但重视"经方"与"时方"，对切实有效的民间验方也十分重视。在其《医学从众录》中就收集了70多条简便治方，包括内服方、熏洗敷贴的外治方和针灸方。

如"血证"篇中收录"甘草青盐丸"治大便下血。将甘草研细末，用沸水冲入青盐中，和成丸状，早晚服用，疗效甚速。

又如：将旱莲草和车前子各等分捣汁，每日服一杯，可以治疗小便下血。"痰饮"篇收载"款冬冰糖汤"一方，用款冬花三钱与冰糖五钱泡服，可以治疗咳嗽。

"泄泻"篇收录治"老幼脾泻久不愈"的"锅粑莲肉糖散"，用饭锅粑四两和莲肉四两为末，与白糖四两和匀，每服三五匙。因饭锅粑能温中健脾，鼓舞胃气，莲肉健脾止泻，白糖甘平入脾。三药均为民间易得之物，是治脾虚久泻的简便验方，故陈氏称之"神方"。

野老奇方，用生金樱根去粗皮一两半，吴凤草三钱，香菌极小团结者七枚，水煎服。一服小便即通而肿愈。

可见，陈修园在临证时以经典为理论基础，广泛汲取各家思想，在继承中有创新。

（二）临证以"脾肾为中心"

陈修园的这个思想源于《内经》、仲景。脾胃重在运化水谷，以生血气，肾主藏精，以助生殖。陈修园在《灵素节要浅注》中解释了脾肾的生理特点。指出脾为气血生化之源，五脏皆受气于脾，脾为五脏之本。胃是五脏六腑之本，脾胃关系密切。脾胃处于中焦，具有枢机作用。

陈修园在谈到脾肾之间的关系时，认为土不仅可以制水，还能生水。人既有生，以后天生先天，全赖中宫输精于肾，然后肾才能得到补益。所以肾虚可采用健脾之法治疗。《灵素节要浅注》中陈修园解释"形不足者，温之以气；精不足者，补之以味"时提出："形，谓形体肌肉。精，谓五脏之阴精。夫形归气，气生形。温热气胜者，主补阳气，故形不足者，当温之以气。五脏主藏精者，五味入口，各归所喜，津液各走其道，故五味以补五脏之精。"因此陈修园提出土能生水的思想。"肾脏之精亦水谷所生也""中焦之汁流溢于肾而为精""肾为水脏，受水谷之精而存之"，脾肾虚损，必须从补脾入手。

如治疗"虚痨"，陈修园自"痨"字的字形入手，解读出痨证都有发热的现象。他反对治疗时"以苦寒为戒，谓滋阴一法，最为妥当"的思想，提出此病多阴盛为病，滋阴只能加重病情，并总结出"阴盛则火动"的思想。他认为："足太阴脾之湿气，动而为水饮，即上干于手太阴肺，而为咳嗽不已。足少阴肾之寒气，动而为阴血，即上干手少阴心，而为吐血不休。虚痨以咳嗽、吐血二证为提纲，非阴盛所致而何？"治疗虚痨，主张以小建中汤加黄芪为主，以温脾为上乘之法。陈修园重视温补脾肾，但是不拘泥于此，主张根据具体情况分析判断。"脾肾虽有一方合治之说，其实驳杂不能奏效，当审其所急而图之。如食少怠倦、大便或溏或秘、肌肉消瘦等症，治脾为急。以六君子汤、四君子汤、归脾汤之类，补养脾胃，调其饮食，即所以输精及肾也。如形瘦骨痿、面色黧黑、骨蒸炊热、腰痛气喘，或畏寒多梦、腹痛遗精等症，治肾为急"。(《医学从众录·虚劳》)

在生殖方面，陈修园提出了脾肾相合则可以生人的思想，"水与土相演而生草，脾与肾相和而生人""扁鹊谓命门为男子藏精、女子系胞之所，胎孕系于命门"，赵养葵则认为："胎荄之系于脾，犹钟之系于梁也。若栋柱不固，栋梁亦挠。"治疗妇科诸证时，陈修园同样强调脾胃，提出调经应补脾益胃气，养血先调气。他认为女性的月经所以古称月信，是因"五行之土，犹五常之信""脾为阴土，胃为阳土，而皆属信；信则以时而下，不愆其期。虽曰心生血，肝藏血，冲任督三脉俱为血海，为月信之原，而其统主则惟脾胃，脾胃和则血自生，谓血生于水谷之精气也。若经水之来，前后、多少、有无不一，谓之不调，不调则为失信矣"。言其"以时而下，不愈其期"。且"血生于水谷之精气"，脾胃又主统血，只有"脾胃和而血自生"，月经才不致"前后多少有无不一"，而有可能怀胎。如果月经不调，"则为失信矣"，那就难以受孕。因此，陈氏强调"凡胎前总以养血健脾、清热疏气为主……必使肾中和暖，然后胎有生气，日长而无陨坠之虞"。这也是脾对生殖作用的理论依据之一。

陈修园与赵养葵、张景岳比较而言，更重视脾。他认为："五脏皆受气于脾，故脾为五脏之本""真阴精血亏损，必求之太阴、阳明，以纳谷为宝，生血化精，以复其真阴之不足"，即或"真正肾虚，必专用健脾法，俾精生于谷""若徒用左右归二饮"，则是"逐末而忘其本"。甚至认为："凡《经》中'阴虚'二字，多指脾虚而言，以脾为阴中之至阴也"，因此"阴虚即是中虚，中虚即是阴虚"。归脾汤"方中诸品甘温补脾，即是补阴之剂，并盛赞四君子汤中"参术等草从容和缓，补中宫土气，达于上下四旁，而五脏六腑皆以受气，故一切虚证，皆以此方为主"。可见其对脾肾的重视程度。

治疗妇科诸证，同样强调脾胃。他提出了种子之法，在于调经；调经之法，在于脾胃。妊娠安胎，要顾护脾胃，兼补肾气。治疗产后诸症，强调调理脾胃。他曾在《女科要旨》谈到："《内经》又云：乳子中风，而身为大热，以至喘鸣息肩者，为风热逆于阳位也。其脉必不能悬小而实大，但须实大之中，而见往来而和缓是脾胃之气尚荣于脉则生；设见疾急则胃气已绝，必死。此二节以脾胃为主。"

治疗内科杂症，陈修园也非常重视脾肾的重要作用。他认为诸多疾病的发生均与脾肾有关，而诸多疾病的治疗也可从脾肾入手。如消渴，历代医家对其讨论颇多，陈氏主张从脾肾论治。他认为脾病为消渴病之根本，需采用温脾燥脾法治疗消渴。《医学实在易·三消证》谓："病阳明之燥热而消渴者……此外因之渴。胃气弱而津液不生者……此内因之渴，有脾不能为胃行其津液。"《时方妙用·消渴》则谓："肾者，胃之关也，关门不开，则水无输泄，而为肿满；关门不合，则水无底止，而为消渴。"消渴的病机与脾肾相关。陈氏并不赞同用甘寒养阴之法治疗消渴，认为消渴虽然属于"津液干之病"，但"津液本吾身之真水""水不自生，由气化，一由火致……若以滋润甘寒为生津养液，实所以涸精液之源，而速其死也"（《医学实在易》），所以应以燥脾之药治之，谓"以燥脾之药治之，水液上升而不渴矣，余每用理中丸汤倍白术加栝楼根，神效"（《医学三字经》）。《医学三字经》谓"饮一溲一者，重在少阴论治。以肾气虚不能收摄，则水直下趋，肾气虚不能蒸动，则水不能上济也"。而对"或问下消无水，用六味丸以滋少阴水矣，又加附子、肉桂者何"的疑问，解释为"盖因命门火衰，不能蒸腐水谷，水谷之气不能熏蒸上润乎肺，如釜底无薪，锅盖干燥，故渴”"故用桂、附之辛热，壮其少阴之火，灶底加薪，枯笼蒸溽，枯苗得雨，生意维新"（《医学从众录》），而"崔氏肾气丸取火能致水之义也"（《医学实在易》）。

总之，陈修园重视脾胃与肾的治疗原则，与仲景的补胃气，存津液，调甘药的主张有着密切的关系。

（三）辨证施治，治病求因

辨证论治是仲景学说最有代表的思想，陈修园临床处方用药同样强调辨证为主。如治疗"肿症"时，陈修园认为："大抵肿微则按之随起，肿甚则按之不起。两胁及转动之处，按之即起，足面及膝股内侧，按之不起。辨证不必以此为凭，当于小便之利与不利，以分阴阳。身之多热与多寒，脉之洪大与细微，以分寒热。病之起于骤然，与成于积渐，及年高多病，与少壮无病之人，分其虚实。以先腹而后及四肢，或先四肢而后于腹，分其顺逆。"（《医学从众录》）在论述"心腹诸痛"的辨证治法时，陈修园认为大凡心腹诸痛，应该辨其内之胀与不胀，便之闭与不闭，脉之有力与无力，口中热，口中和，痛之久暂，以此来区别辨寒、热、邪、正、虚、实。心腹痛可分九种，不同的痛分别有相应的治法："如痛而胀且闭者，厚朴三物汤。攻里兼发热者，厚朴七物汤，兼表里治之。腹痛连胁痛，脉弦紧，恶寒甚大便秘者，大黄附子汤主之。若但胀而便不秘者，实中之虚，宜厚朴半夏人参生姜甘草汤。腹痛甚而不可触近呕吐者，大建中汤主之。雷鸣切痛呕吐者，附子粳米汤主之。腹痛下利而厥者，通脉四逆汤主之。腹痛吐泻者，理中汤主之。若绕脐疼痛，名寒疝腹中病痛者，当归生姜羊肉汤主之。"（《医学从众录》）

陈修园重视病因病机，认为病因明确，则治疗有针对性；病机明确，则治疗有准确性。如泄泻一证，为临床常见病、多发病，自《内经》起，关于此病辨治规律和原则的讨论层出不穷，而陈氏在阐述其辨治时，首先抓住泄泻发生的病因与湿邪有关这一关键，遵《内经》之旨，以湿邪致病立论。如《时方妙用》指出："《内经》云'湿胜则濡泄'，此为泻病之总论。"《医学从众录》谓："泄泻之症有五，而总不离于湿。"《医学实在易》强调："泄泻之症，《内经》所谓'湿胜则濡泄'是也。"如此以《内经》经文为准绳，论述湿胜致泻的病因。在《医学实在易》中概括为"泄泻病因湿胜来"。再如温病时疫，陈氏首先明确了"时疫之症有来路两条，去路五条"。认为："疫之来路有在天者、在人者""在天者，以春应温而反寒，夏应热而反凉，秋应凉而反热，冬应寒而反温，非其时而有其气，自人受之，皆从经络而入""在人者，以一人之病，染及一室，一室之病，染及一乡以及阖邑，病气、秽气互相传染，其气从口鼻而入。以气相感，与天无涉"。即认为疫邪一是从经络进入人体、一是从口鼻进入人体。再如临床常见的血证，虽然有咳血、吐血、尿血、便血、紫斑、崩漏等不同，但陈氏《医学从众录》谓："凡吐血、衄血、下血和一切血症，俱不必琐分，惟认其大纲，则操纵自如。"而所谓"大纲"，即致病之因，陈氏在《医学实在易》卷四"吐衄咯下各血症"中指出："吐血、咯血、血崩等症，皆为血不循经之病。"而"经者，常也，血所常行之路也。血生于中焦，半随冲任而行于经络，半散于脉中，而充肌腠皮毛。若外有所感，内有所伤，则血不循经道而行，从上而溢，则为吐血、咳血……等证，从下而泄，则为大便血、溺血……等证，不必有五脏六腑之分也。"

根据朱丹溪的"血随火而升降"理论，认为治疗血证的总则为"凡治血证，以治火为先"，针对病机治之。但"火"有实火、虚火、灯烛之火与龙雷之火的区别。《医学从众录》卷二"血证"提出，实火是"外受风寒，郁而不解，酝酿成热，以致大吐大衄"；虚火是"劳役饥饱过度，或思虑伤脾，倦怠少食，饥肉瘦削，怔忡少寐"；灯烛之火是"先天不足，肾水素虚，又兼色欲过度，以竭其精，水衰则火亢，必为咳嗽、吐血、咳血等证"；龙雷之火是"肾中相火不安其佐，以致烦热不宁，舌燥口渴，为吐血、咳血、衄血等证"。但是只要抓住"火"这一致病原因，则可得治疗血证的主要原则与方法。

陈修园临证经验丰富，他治疗内科杂证，从脾肾入手，长于温补，反对滋阴。选方主张遵古方，重时方，创新方，博采众家之长，为后来的学者提供了临证施治的重要思路和方法。

二、诊断经验

（一）望诊

1. 望其五色，以定五脏病

望而知之谓之神。望诊理论玄妙，不易掌握。陈修园在《时方妙用》中总结出了"审其五色，以定五脏之病"的简便之法。首先，确定望诊的部位，以及与之相对应的五脏：额心、鼻脾、左颊肝、右颊肺、颐肾。其次，告诫医人在望色的过程中要注意这几个部位的变化：①色周于面者，辨其有神无神；②色分于部者，审其相生相克；③暗淡者，病从内生；④紫浊者，邪自外受；⑤郁多憔悴；⑥病久瘦黄；⑦山根明亮，须知欲愈之疴；⑧环口黑黧，休医已绝之肾。

陈修园总结的方法，易懂易记，方便实用。

2. 表里寒热辨舌诊

舌诊一向是伤寒诊断的重要观察指标，是望色的重要内容之一。很多医家都推崇元·杜清碧增订《敖氏伤寒镜》，但是陈修园却认为"三十六舌繁而无当"，他主张讲求实用，将舌诊简单归类，分为表里寒热四种，便于初学。《时方妙用》写道："舌上津津如常，邪尚在表；见白苔而滑，邪在半表半里；见黄苔而干燥，热已入于里。"这是谈病邪在表、里。"见黑苔有二：如黑而焦裂硬刺者，为火极似炭之热苔；如黑而有水软润而滑者，为水来克火之寒苔。又蓝色为白色之变，为寒；紫色为红色之变，为热。"陈修园最后总结道："此伤寒症辨法也。"

（二）辨五音

陈修园以《难经》中的"闻其五音，以知其病"的思想为主线，总结古人、自己的诊断经验，运用具体例证，用人们都容易理解的语言解释清楚。

陈修园详细地描述了闻五音知病的经验，如："诊脉之呻者，痛也（言诊时之呻吟）。言迟者，风也（迟则寒温风痰之症）。声从室中言，此中气有湿也。言将终乃复言者，此夺气也（谓气不续。言未终止而又言之状也）。衣被不敛，言语骂詈，不避亲疏者，神明之出也（狂）。出言懒怯，先轻后重，此内伤中气也。出言壮厉，先重后轻，是外感邪盛也。攒眉呻吟，苦头痛也。呻吟不能行起，腰足痛也。叫喊以手按心，中脘痛也。呻吟不能转身，腰痛也。摇头而呻，以手扪腮唇，齿痛也。行迟而呻者，腰脚痛也。诊时吁气者，郁结也。扭而呻者，腹痛也。形羸声哑，痨瘵之不治者，咽中有肺花疮也。暴哑者，风痰伏火，或暴怒叫喊所致也。声嘶血败，久病不治也。坐而气促，痰火为哮也。久病气促，危也。中年人声浊者，痰火也。诊时独言独语，首尾不应，思虑伤神也。伤寒坏病，声哑为狐惑，上唇有疮，虫食其脏；下唇有疮，虫食其肛也。气促喘息不足以息者，虚甚也。平人无寒热，短气不足以息者，实也（实者是痰与火也）。新病间呃，非火逆即寒逆；久病间呃，胃气欲绝也。大抵声音清亮，不异于平时为吉。"（《时方妙用》卷一）

望诊的语言形象，犹如病人就在眼前，容易记忆，更容易理解。

（三）张节修订《十问歌》

翻开现在学生使用的《中医诊断学》教材，有一首医学生必背的诗，就是《十问歌》，这首《十问歌》被标注为张景岳所作，实际上对照《景岳全书》，我们发现张景岳的《十问歌》与中医诊断教材的文字不完全相同，那么是谁修过张景岳原诗，使之更朗朗上口呢？陈修园在《医学实在易》中告诉了我们答案，修改者就是安徽人张节，张心在。而这首脍炙人口的《十问歌》能够得以流传于世，功臣当推陈修园。下面是比较这两个版本的"十问歌"。

《问证诗》

（出《景岳全书》，张心在改订，《中医诊断学》教材采录）

一问寒热二问汗，三问头身四问便。

五问饮食六问胸，七聋八渴俱当辨。

九问旧病十问因，再兼服药参机变。

妇女尤必问经期，迟速闭崩皆可见。

再添片语告儿科，天花麻疹全占验。

《十问篇》

（《景岳全书·传忠录上》）

一问寒热二问汗，三问头身四问便。

五问饮食六问胸，七聋八渴俱当辨。

九因脉色察阴阳，十从气味章神见。

见定虽然事不难，也须明哲毋招怨。

张心在改订张景岳的《问证诗》，只在陈修园《医学实在易》中有记录。陈修园不掠他人之美，可敬。

（四）脉诊

作为四诊之一的脉诊，为历代医家所重视，但是自古以来医家都感到诊脉是"心中易了，指下难明"。自晋代王叔和纂《脉经》，历代医家有关脉学的著作不可胜数。其中陈氏的脉学研究有一定的特色。他认为，脉诊的精微内容尽在《内经》和《伤寒论》《金匮要略》之中，他节录《素问·脉要精微论》作为理论基础，在《医学实在易·切脉说》中即指出"诊脉必以《内经》为主，仲景《伤寒论》《金匮要略》二书言脉，散见于各章节之中者，字字精切"。

1. 三部脉象分候脏腑

《素问·脉要精微论》讲述双手寸、关、尺六部的脏腑分配为："尺内两旁，则季胁也，尺外以候肾，尺里以候腹。中附上，左外以候肝，内以候膈，右外以候胃，内以候脾。上附上，右外以候肺，内以候胸中，左外以候心，内以候膻中。前以候前，后以候后。上竟上者，胸喉中事也。下竟下者，少腹、腰股、膝、胫、足中事也。"对这段文字的理解各家有不同的认识，有人认为是皮肤诊，有人认为是寸口诊。

在《医学实在易·寸关尺分诊三焦》中陈修园写道："大小二肠，经无明训，其实尺里以候腹，腹者大小肠与膀胱俱在其中。王叔和以大小二肠配于两寸，取心肺与二肠相表里之义也。李濒湖以小肠配于左尺，大肠配于右尺，上下分属之义也。张景岳以大肠宜配于左尺，取金水相从之义，小肠宜配于右尺，取火归火位之义也。俱皆近理，当以病证相参。"所以"如大肠秘结，右尺宜实，今右尺反虚，左尺反实，便知金水同病也。小便热淋，左尺宜数，今左尺如常，而右尺反数者，便知相火炽盛也。或两尺如常，而脉应两寸者，便知心移热于小肠，肺移热于大肠也。一家之说，俱不可泥如此。况右肾属火，即云命门亦何不可？三焦鼎峙两肾之间，以应地运之右转，即借诊于右尺，亦何不可乎？"

左右手三部脉象分候的脏腑，各家之说略有不同。具体列表如下：

	左寸	左关	左尺	右寸	右关	右尺
《内经》	心（外）、膻中（内）	肝（外）、膈（内）	肾（外）、腹中（内）	肺（外）、胸中（内）	脾（内）、胃（外）	肾（外）、腹中（内）
王叔和	心、小肠	肝、胆	肾、膀胱	肺、大肠	脾、胃	命门、三焦
李濒湖	心、膻中	肝、胆	肾、膀胱、小肠	肺、胸中	脾、胃	肾、大肠
张景岳	心、膻中	肝、胆	肾、膀胱、大肠	肺、胸中	脾、胃	肾、小肠

陈修园注意到对于大肠、小肠与左右手脉相配，在医经中无明训，对上述各家的创新，陈氏均持肯定意见，"大小二肠，经无明训"，其实"尺里以候腹""腹者，大小肠与膀胱俱在其中。王叔和以大小二肠配于两寸，心肺与二肠相表里之义也。李濒湖以小肠配于左尺，大肠配于右尺，取上下分属之义也。张景岳以大肠宜配于左尺，取金水相从之义；小肠宜配于右尺，取火归火位之义也。俱皆有至理，当以病症相参"。（《时方妙用》卷一）

2. 八脉为纲

古代诸多医家的脉学著作名目繁多，令人无所适从，陈修园认为不必将脉理写得夸张而复杂，应该以"浮、沉、迟、数"为诊脉四大纲，以浮、沉、迟、数、细、大、短、长八脉为主。如此，可避免"李濒湖、张石顽等，以二十八字为凭空撩影之谈"。

陈修园详细地记录了八脉的特征：

浮脉

浮为表脉病为阳，轻手扪来指下彰。

芤似着葱知血脱，革如按鼓识阴亡。

从浮辨散形撩乱，定散非浮气败伤。

除却沉中牢伏象，请君象外更参详。

沉脉

沉为里脉病为阴，浅按如无按要深。

伏则幽潜推骨认，牢为劲直着筋寻。

须知诸伏新邪闭，可悟诸牢冷痛侵。

除却浮中芤革散，许多活法巧从心。

迟脉

迟为在脏亦为寒，一息未及四至弹。

结以偶停无定数，代因不返即更端。

共传代主元阳绝，还识结成郁气干。

除却数中促紧动，诸形互见细心观。

数脉

数为腑脉热居多，一息脉来五六科。

紧似转绳寒甫闭，动如摇豆气违和。

数中时止名为促，促里阳偏即是魔。

除却迟中兼结代，旁形侧出细婆娑。

虚脉

虚来三候按如绵，元气难支岂偶然。

弱在沉中阴已竭，濡居浮分气之愆。

痨成脉隐微难见，病剧精干涩遂传。

冷气蛛丝成细象，短为形缩郁堪怜。

实脉

实来有力象悠悠，邪正全凭指下求。

流利滑呈阴素足，迢遥长见病当瘳。

洪如涌浪邪传热，弦以张弓木作仇。

毫发分途须默领，非人浑不说缘由。

大脉

大脉如洪不是洪，形兼洪阔不雷同。

绝无舞柳随风态，却似移兵赴敌雄。

新病邪强知正怯，久病外实必中空。

内经病进真堪佩，总为阳明气不充。

缓脉

缓脉从容不迫时，诊来四至却非迟。

胃阳恰似祥光布，谷气原如甘露滋。

不问阴阳欣得此，任他久暂总相宜。

若还怠缓须当辨，湿中脾经步履疲。

陈修园对八脉反复揣摩，又在《医学实在易》中作四言八脉诗。

此外，陈修园根据"左血右气"的理论，提出了左右手分气血的思想，"心主脉，肝主血，血脉生于水精，是以左手三部俱主血；肺主周身之气，脾主元真之气，气生于火，是以右手三部皆主气。"

3. 两手六部脉均属肺，察胃气为第一要

陈修园论脉的另一个重要特点，是重视"肺"与"胃"。提出"两手六部脉均属肺"的思想，理论基础来自《内经》。《素问·经脉别论篇》记有："食气入胃，散精于肝，淫气于筋。食气入胃，浊气归心，淫精于脉。脉气流经，经气归于肺，肺朝百脉，输精于皮毛。毛脉合精，行气于府，府精神明，留于四脏，气归于权衡。权衡以平，气口成寸，以决死生。"即气血的生成流布，都反映在气口的变化上，而"气口"即手太阴肺经寸口脉，由此，陈氏提出对两手六部脉均属肺的理论。认为："两手六部皆为肺脉。肺为脏腑之华盖，凡一切脏腑病，其气必上熏于肺，而应之于脉。如心病六脉必洪，肝病六脉必弦，肾病六脉必沉，肺病六脉必涩，脾病六脉必缓，按之指下浊者为邪甚，清者为正复。有神者吉，无神者凶，有力者为热为

实，无力者为寒为虚，此为最验。"

"察胃气为第一要"。"胃"，为历代医家所重视，所谓"有胃气则生，无胃气则死"之论也为人所熟知。在《内经》脉诊中，五脏之外，在寸口脉中独有六腑之胃言左（关）外以候胃，而其他各腑均未提及，为什么呢？陈修园认为："五脏之气血皆胃腑之所生，故脏气不能自至于手太阴，必因胃气乃至，是以《内经》凡论五脏必及于胃，而余脏不与焉。"而其他各腑的脉诊隶属于各脏的脉诊，即"言心而小肠在其中矣，言肺而大肠在其中矣。"

三、内科杂病诊治 🦩

陈修园是一位有着丰富临证经验的医生，精通内、外、妇、儿诸科。早年曾自视甚高，傲视一切。其友蒋庆龄形象地记载道："修园往，脱冠几上，探手举脉，目霍霍上耸，良久干笑曰：候本不奇，治之者扰之耳。主人曰：某名医。曰：误矣。曰：法本朱、张、王、李。曰：更误矣。天下岂有朱、张、王、李而能愈疾者乎？口吃吃然骂，手伦伦然书，方具，则又自批自赞自解，自起调刀圭火齐，促服之。服之，如其言。"（《神农本草经》序）这是怎样一幅嬉笑怒骂，自信洒脱的画卷呀。但是中年以后，其谨慎小心的形象也跃然纸上："出山后，敛抑才华。每诊一病，必半日许，才出一方，有难之者，其言讷讷然如不能出。"（《神农本草经》序）随着年龄的增长，临证经验的丰富，陈修园对待诸医家的态度却越来越宽容了。今撷取其部分临证经验，录于下文。

（一）中风

陈修园指出，"中风，大证也""风为百病之长"，中风的主因是气虚外风入中。他曾写道："'风从虚入'，指阳虚而言也，阳字指太阳而言。太阳虚则不能卫外而为固，故脉微。余又注之曰：'热从风发'，以其人素有内热，而风中之。风为阳邪，内热外风，风火交煽，故脉数。"认为中风主要是平素将息失宜，致气血亏虚，营卫不固，而出现阴阳偏胜的情况。因此陈修园提出临床辨证以"脉微而数，中风使然"为中风诊断之大纲，预防重于治疗。

关于中风的分类分型，后世众说纷纭，有主火、主气、主血、主痰、主虚等不同的主张。不仅有真中、类中分别，甚至张景岳又以非风另立一门。陈修园在《时方妙用》中并没有真中、类中的概念，而《医学实在易》《医学从众录》则兼收各家思想，总结出："中风各论杂而繁，大要惟分真与类，贼风邪气中为真，痰火食气类中隧。"

真中风分：中经、中腑、中脏、中血脉四种。

中经的特点：外有六经之形症，如"太阳头痛、脊强；阳明目痛、鼻干、身热、不得卧；少阳胸满、口苦、胁痛、耳聋、寒热；太阴自利、腹痛或便难；少阴口渴、时厥；厥阴囊缩、遗溺、手足厥逆，而面色亦现出五色可诊"，宜方用小续命汤。

中腑的特点：内有便溺之阻隔，与伤寒腑症略同。

中脏的特点：多滞九窍，有唇缓失音、耳聋、目瞀、鼻塞、大小便难之症，或卒倒不省人事。中脏的危害是性命危笃，方用防风通圣散。

中血脉，外无六经之形症，内无便溺之阻隔，非表非里，邪无定居。或偏于左，或偏于右，口眼㖞斜，半身不遂。治之法，汗、下俱戒，唯润药以滋其燥，静药以养其血，则风自除。用药规律：口眼㖞斜，偏左宜用六君子汤；偏右宜用四君子汤。这两个方子在使用时，可灵活加竹沥、姜汁以行经络之痰。或加僵蚕、钩藤、天麻、羚羊角以息风活络；或加附子、肉桂、黄芪。

无论中脏还是中腑均有闭、脱之别。治疗原则：热风多见闭症，宜疏通为先；寒风多见脱症，宜温补。

关于"类中风"，陈修园在《医学三字经》中总结为"火气痰，三子备，不为中，名为类"。随后具体解释道："刘河间举五志过极，动火而卒中，皆因热甚，故主乎火。……李东垣以元气不足而邪凑之，令人卒倒如风状，故主乎气虚。朱丹溪以东南气温多湿，有病风者，非风也，由湿生痰，痰生热，热生风，故主乎湿。"这三家所说的"火""气""痰"，不是外来之风，时贤称为类中风。陈修园对这种解释不置可否，但是却引虞天民的观点，"古人论中风，言其症也；三子论中风，言其因也。盖因气、因湿、因火，挟风而作，何尝有真中、类中之分"（《医学三字经》卷一）。可见，陈修园认为古人谈"中风"，强调的是症，后来刘完素、李杲、朱丹溪则主要基于病因而立论。陈修园在《医学实在易》卷二中分析了真中风、类中风的诊断区别，"贼风邪气中为真，痰火食气类中隧"。至此陈修园明确了中风分类。

1. 诊治经验

（1）治中风八法

陈修园认为，开窍祛风不是治疗中风的好办法，更赞成采用填窍的方法，如侯氏黑散、风引汤等。此外，他参合尤在泾的治中风八法，结合自己的诊疗经验，提出开关、固脱、泄大邪、转大气、逐痰涎、除风热、通经隧、灸腧穴八大治疗方法，总结陈修园自己治疗中风的内外兼治的具体选穴用药之方。

开关：以华佗愈风散追以驷马而为开，祛风至宝丹彻其上下表里而为开也。

固脱：以侯氏黑散遵《内经》填窍息风而为固也。

泄大邪：防风通圣散，并力以两泄之也。

转大气：用生芪一二两，陈皮、人参、防风各三钱，助其大气，再加天门冬五钱，附子三钱，俾水天之气循环不息以为转也。

涤痰涎：以三因白散治横流，而为北门之坐镇也。

除风热：以白虎汤、竹叶石膏汤、黄连阿胶汤直探阳明少阴之本源以除大热也。

通经隧：用风引汤炼五色之石以补天也。

灸腧穴：以中风卒倒、邪风暴加、真气反陷、表里之气不相通，则阴阳之气不相系，艾灸速于汤药，但尤氏之取穴太多，而余则取穴较少耳。

陈修园对尤在泾非常推崇，但是又觉得尤在泾的提法不完全符合己意，遂提出自己的治中风八法。陈修园的治疗手段与尤在泾无异，只是在遣方用药方面有所不同。他还写道："谅在泾有知，当亦许余为直友也。"体现了儒医应有的当仁不让于师的求真精神。

（2）外用针灸，内服汤剂

陈修园在《时方妙用》《医学从众录》中记录了"小续命汤六经加减并针灸法"治疗中风的经验。

太阳经中风：①无汗恶寒小续命汤，麻黄、杏仁、防风各加一倍，又宜针至阴（穴在足小指外侧甲角，针二分）出血、昆仑（穴在足外踝后踝骨，针透太溪）。②有汗恶风。小续命汤，桂枝、芍药、杏仁各加一倍。又宜针风府（穴在项后入发一寸，针入三分，禁灸）。

阳明经中风：①如中风有汗，身热不恶寒，小续命汤，加石膏、知母各二钱，甘草再加一倍，去附子。②如中风有汗，身热不恶风，小续命汤，加葛根、桂枝、黄芩再加一倍。宜针陷谷（穴在足大趾、次趾外间骨节后陷中，针入五分）。去阳明之贼，兼刺厉兑（穴在足大趾、次趾端，去爪甲如韭叶许），以泻阳明之实也。

太阴经中风：如中风无汗身凉，小续命汤，附子加一倍，干姜加二倍，甘草加二倍。又宜刺隐白（穴在足大趾内侧，去爪甲角如韭叶），去太阴之贼。

少阴经中风：如中风有汗无热，小续命汤，桂枝、附子、甘草各加一倍，又宜针太溪（穴在足内踝后跟骨上陷中，针透昆仑）。

少阳厥阴经中风：如中风六经混淆，系之于少阳，或肢节挛痛，或麻木不仁，小续命汤，加羌活、连翘。又于少阳之经绝骨穴（在足外踝上三寸，灸五壮）。灸以引其热，取厥阴之井大敦穴（在足大趾甲聚毛间），刺以通其经。

（3）中风灸法配穴

①灸风中腑，手足不遂等证：百会一穴、曲池一穴、肩髃二穴、风市二穴、足三里二穴、绝骨二穴。

②灸风中脏，气塞涎潮，不语昏危者，下火立效：百会一穴、大椎一穴、风池二穴、曲池二穴、间使二穴、足三里二穴。

③灸风中脉，口眼㖞斜：听会二穴、颊车二穴、地仓二穴。凡㖞向右者，为左边脉中风而缓也，宜灸；左㖞陷中二七壮；㖞向左者，为右边脉中风而缓也，宜灸右㖞陷中二七壮；艾炷大如麦粒，频频灸之，以取尽风气口眼正为度。

④灸中风卒厥、危急等证：神阙，用净盐炒干，纳脐中令满，上加厚姜一片盖之，灸百壮至五百壮，愈多愈妙，姜焦则易之。丹田脐下三寸，气海脐下一寸五分，二穴俱连命门，为生气之海，经脉之本，灸之皆有大效。

陈修园强调灸具、施灸时的注意事项："凡灸法，炷如苍耳大，必须大实，其艾又须大熟。初得风之时，当依此次第灸之，火下即定。《千金翼》云：愈风之法，火灸特有奇妙，针石汤药皆所不及也。灸法，头面上炷艾宜小不宜大，手足上乃可粗也。又须自上而下，不可先灸下、后灸上。"（《医学实在易》）

采用针刺加熨法治疗偏风。"偏风，半身不遂是也。和利阴阳，疏瀹经络，治内伤之道也。大药攻邪，针熨取汗，治外感之道也。熨法用天麻、半夏、细辛各二两，绢袋二个，盛药蒸热，互熨患处，汗出则愈。"（《医学实在易》）

2. 常用方药

（1）小续命汤

主治：中风。

组成：麻黄（去节根）、人参、黄芩、川芎、白芍、炙草、杏仁、防己、桂枝、防风各一钱，附子五分（炮），加生姜三片，水二杯半，先煎麻黄至二杯，入诸药，煎八分服。

（2）《古今录验》续命汤

主治：中风风痱，身体不能自收持，口不言，昏冒不知痛处。或拘急不能转侧。

组成：麻黄、桂枝、当归、人参、石膏、干姜、甘草各三钱，川芎一钱五分，杏仁十三枚（又一枚取三分之一），水三杯，煎一杯，温服。当小汗，薄覆脊，凭几坐，汗出则愈。不汗更服，无所禁，勿当风。并治但伏不得卧，咳逆上气，面目浮肿。

（3）三化汤

主治：热风中脏，大便不通。

组成：大黄、羌活、枳壳各三钱，水二杯，煎八分服。

（4）稀涎散

主治：中风口噤，并治单蛾、双蛾。

组成：巴豆六枚（每枚分作两片），牙皂三钱（切），明矾一两，先将矾化开，却入二味搅匀，待矾枯为末，每用三分吹喉中。痰盛者灯心汤下五分，在喉即吐，在膈即下。

（5）参附汤

主治：元气暴脱，以此方急回其阳，可救十中一二。

组成：人参一两，附子五钱，水二杯半，煎八分服。此汤治肾气脱。以人参换白术，名术附汤，治脾气脱。换黄芪，名芪附汤，治卫气脱；换当归，名归附汤，治营气脱。

（6）三生饮

主治：寒风中脏，四肢厥冷，痰涎上涌。

组成：生乌头二钱，生南星二钱，生附子三钱，木香五分，生姜五片，水二杯，煎七分。薛氏用人参一两，煎汤半杯调服。

（7）防风通圣散

主治：热风卒中，外而经络手足瘫痪，内而脏腑二便闭塞，用此两解之。较之三化汤较妥，亦为类中风实火治法。所用表药，火郁发之之义也；所用下药，釜下抽薪之义也。

组成：防风、荆芥、连翘、麻黄、薄荷、川芎、当归、白芍、白术、山栀、大黄、芒硝各五分，黄芩、石膏、桔梗各一钱，甘草二钱，滑石三钱，水二杯，加生姜三片，煎八分服。自利去硝、黄。自汗，去麻黄，加桂枝。涎嗽加半夏、五味。

（8）地黄饮子

主治：类中风肾虚火不归源，舌强不能言，足废不能行。类中风虚火治法。

组成：熟地、远志、山茱肉、巴戟天、石斛、石菖蒲、五味子、肉苁蓉（洗）、肉桂、麦冬、附子、茯苓各三钱，加薄荷叶七叶，水二杯，煎八分服。此方法在轻煎，不令诸药之味尽出。其性厚重，以镇诸逆。其气味轻清，速走诸窍也。

（9）补中益气汤

主治：劳役饥饱过度，致伤元气，气虚而风中之。此类中风气中虚证，更有七气上逆，亦名气中，宜越鞠丸之类。

组成：炙芪二钱，人参、白术（炒）、当归各一钱，炙草、陈皮各五分，升麻、柴胡各三分，加生姜三片，大枣二枚，水二杯，煎八分服。

（10）二陈汤

主治：痰饮通剂。

组成：陈皮一钱五分，半夏、茯苓各三钱，炙草一钱，加生姜三片，水三杯，煎七分服。加白术一钱，苍术二钱，竹沥四汤匙，生姜汁二汤匙，名加味二陈汤，治类中风痰中证，亦名湿中，以湿生痰也。加枳实、胆南星、竹茹，名涤痰汤。

（11）加味六君子汤

主治：中风王道之剂。

组成：人参、白术（炒）、茯苓、半夏各二钱，陈皮、炙草各一钱，加生姜五片，大枣二枚。水二杯，煎八分服。

方义：治反胃，宜加附子二钱，丁香、藿香、砂仁各一钱。加麦冬三钱为君，附子一钱为使，再调入竹沥五钱，生姜汁二钱，以行经络之痰，久服自愈。

（12）资寿解语汤

主治：中风脾缓，舌强不语，半身不遂，与地黄饮子同意。但彼重在肾，此重在脾。

组成：防风、附子、天麻、枣仁各二钱，羚角、肉桂各八分，羌活、甘草各五分，水二杯，煎八分，入竹沥五钱，姜汁二钱五分服。

方义：喻嘉言治肾气不荣于舌本，加枸杞、首乌、生地、菊花、天冬、石菖蒲、元参。

（13）侯氏黑散

主治：大风四肢烦重，心中恶寒不足者。《外台秘要》治风癫。

组成：菊花四两，白术、防风各一两，桔梗八钱，细辛、茯苓、牡蛎、人参、矾石、当归、川芎、干姜、桂枝各三钱，黄芩五钱，上十四味，杵为散。酒服方寸匕，约有八分，余每用一钱五分，日二服，温酒调服。忌一切鱼肉、大蒜，宜常冷食，六十日止，热即下矣。

（14）风引汤

主治：除热瘫痫，治大人风引，少小惊痫瘈疭，日数十发。

组成：大黄、干姜、龙骨各一两，桂枝一两五钱，甘草、牡蛎各一两，寒水石、赤石脂、石膏、滑石、紫石英、白石脂各三两，上十二味，研末粗筛，用韦布盛之。取三指（约六七钱重），井花水一杯，煎七分，温服。（按：干姜宜减半。）

3. 用药禁忌

胆南星：寒腻大伤胃气，且能引痰入于心包、肝、胆以成痼疾。制一二次者力尚轻，若九制则为害愈酷。

枳壳：耗散元气，痰盛得此，暂开少顷，旋而中气大伤，痰涎如涌。

石菖蒲：能开心窍，心窍开则痰涎直入其中，永无出路。

半夏：此药虽能降逆开结，但与胆星同用，未免助纣为虐。

秦艽、羌活、天麻、羚角、防风、钩藤：以上六味虽风证所不忌，但无要药以主持之，亦徒成糟粕无用之物。

天竺黄：真者难得，然亦治火痰之标品。

僵蚕：虽祛风之正药，但力薄不足恃。

牛黄：虽为风痰之妙药，然与胆南星、石菖蒲、枳壳同用，则反引痰入于心窍，驱之弗出矣。

竹沥：以姜汁和之，虽能驱经络之痰，而与胆星等同用，不得中气之输布，反致寒中败胃之患。

甘草：虽为元老之才，但与诸药同用，小人道长，君子道消，亦无如之何矣。

以上诸品，或作一方，或分作二三方。患者误服之，轻者致重，重者即死；即幸免于死，亦必变为痴呆及偏枯无用之人矣，戒之！

（二）虚痨

有关虚痨的论述极为繁杂，陈修园据《圣济总录》，从五痨、七伤、六极为着眼点立论。

五痨：肺痨、肝痨、心痨、脾痨、肾痨。

七伤：太饱，伤脾；大怒气逆，伤肝；强力入房，久坐湿地，伤肾；形寒饮冷，伤肺；忧愁思虑，伤心；风雨寒暑，伤形；恐惧不节，伤志。

六极：气极、血极、筋极、骨极、肌极、精极。

治法治则：分阳虚、阴虚论治；上损从阳，下损从阴。

阳虚有二：胃中之阳，后天所生；肾中之阳，先天的根基。胃中之阳喜升浮，虚则反陷于下，再行敛降，则生气遏抑不伸。肾中之阳贵凝降，痨则浮于上，若行升发，则真气消亡立至。此阳虚之治有不同也。

阴虚有三：肺胃之阴为津液；心脾之阴为血脉；肾肝之阴为真精。液生于气，惟清润之品，可以生之；精生于味，非黏腻之物，不能填之；血生于水谷，非调补中州，不能化之。此阴虚之治有不同也。

1. 诊治经验

虚痨多阴盛为病，"滋阴降火，及不凉不温之品，最是误人"。陈修园指出："虚痨证，痨字从火，未有劳证而不发热者也。医以苦寒为戒，谓滋阴一法，最为妥当，而不知此证多是阴盛为病，滋阴是增其病也。人皆曰阴虚则火动，吾则曰阴盛则火动。"（《医学实在易》）他认为痨症的病机是"阴盛为病"，非"阴虚火动"，而是"阴盛则火动"，世医滋阴之法，只会加重病情。他曾经写道："余每遇痨病之家，未诊时，见其案上有《薛氏医案》《景岳全书》《医方集解》《本草备要》等书，日以麦门冬代茶，则不复与诊，知其中于药魔，定其必死也。"

虚痨的临床表现为发热、咳嗽、吐血等症状。之所以出现上述症状，陈修园认为，虚痨发热是由于元阳虚衰，阴寒内盛而龙雷之火上腾；咳嗽是足太阴脾之湿气，动而为水饮，即上干于手太阴肺；吐血是足少阴肾之寒气，动而为阴血，即上干手少阴心，而为吐血不休。元阳虚衰，脾土失去温养，虚痨以咳嗽、吐血二证为提纲。

（1）补虚　祛风　逐瘀

陈修园总结了《金匮要略》的学术思想，采用补虚、祛风、逐瘀等治疗方法。其云："《金匮》以桂枝加龙骨牡蛎汤，从肾虚以立法，建中汤从脾虚以立法，黄芪建中汤从气血两虚以立法，八味地黄丸、天雄散温其下元，从脾肾气血之总根处以立法，是以补虚为一大纲也。以薯蓣丸治风气百疾，虚羸诸不足，是以祛风为一大纲也。以大黄䗪虫丸治吐血成痨，是以逐瘀为一大纲也。三纲鼎足，为此症不易之准绳。"（《十药神书注解》）

（2）温脾法

陈修园主张治疗虚痨时以温脾为主，甘温建中法是虚痨的求本之治。"小建中汤"加减诸方是治疗虚痨第一方。他主张："大法以小建中汤加黄芪为主，热甚汗多、心悸者，二加龙骨汤。吐血不已者，理中汤、甘草干姜汤；气短小水少者，桂附八味丸、桂苓甘术汤；发热咳嗽者，小柴胡汤去人参、姜枣，加干姜、五味；咳嗽恶寒者，小青龙汤加紫菀、茯苓、阿胶。宜溯其源而治之，总以温脾为上乘之法，非笔者所可尽也。"（《医学实在易》）他还写道："虚痨以小建中汤为第一方，时医未解，而多诋之。兹得张心在之论甚妙。"他基于张心在的理论，以炉火烧饭的生活常识，解释温脾土治疗虚痨的方法，而云："窃尝观于炉中之火而得之。炊饭者，始用武火，将熟则掩之以灰，饭徐透而不焦黑。则知以灰养火，得火之用，而无火之害，断断如也。五志之火内燃，温脾之土以养之，而焰自息，方用小建中汤，虚甚加黄芪，火得所养而不燃，金自清肃，又况饴糖为君，治嗽妙品，且能补土以生金。肺损虽难着手，不患其不可治也。然不独治肺，五痨、七伤皆可以通治。"（《医学实在易》）

2. 常用方药

（1）归脾汤

主治：食少不眠怔忡，吐血下血，大便或溏或秘，妄梦健忘，七情所伤，遗精带浊，及女子不月等证。

组成：炙芪三钱，人参、白术（蒸）、枣仁（炒黑）、当归身、龙眼肉、茯神各二钱，木香五分，炙草一钱，远志五分（去心），水三杯，煎八分，温服。高鼓峰去木香，加白芍一钱五分，甚妙。咳嗽加麦冬二钱，五味七分。郁气加贝母二钱。脾虚发热加丹皮、栀子。

方义：此方补养后天第一药。

（2）六味地黄丸

主治：凡一切吐血、下血、咳嗽、不眠、骨蒸、遗精、淋浊，属于阴虚者，无不统治之。

组成：熟地八两，山萸肉四两，怀山药四两，丹皮、茯苓、泽泻各三两，研末，炼蜜为丸，如桐子大，晒干。每服三钱，淡盐汤送下，一日两服。加五味子，名都气丸；加麦冬，名八仙长寿丸，治咳嗽。本方减两为钱，水煎服，名六味地黄汤。

方义：壮水之主，以制阳光。

（3）八味地黄丸

主治：腰膝无力，饮食不进，肿胀疝瘕，阳痿遗精带浊，属于元阳虚者，无不统治之。

组成：熟地八两，山茱肉四两，怀山药四两，丹皮、茯苓、泽泻各三两，附子、肉桂各一两。

方义：益火之源，以消阴翳。该方即六味丸加附子、肉桂各一两。本方去附子，名七味丸，能引火归源；本方去附子，加五味子，名加减八味丸，治大渴不止。本方加牛膝、车前子，名《济生》肾气丸，俗名《金匮》肾气丸，治水肿喘促；本方减两为钱，水煎服，名八味汤。

（4）小建中汤

主治：虚痨。

组成：生白芍三钱，桂枝一钱五分，炙草一钱。

加生姜一钱五分，大枣二枚，水二杯，煎八分，入饴糖三钱五分，烊服。加黄芪二钱，名黄芪建中汤，治虚痨诸不足；饱闷者，去大枣加茯苓二钱；气逆者，加半夏一钱五分。此方人参、当归、白术，俱随宜加之。

方义：此方为治虚痨第一方，今人不讲久矣。凡痨证必有蒸热，此方有姜桂以扶心阳，犹太阳一出，则爝火无光，即退热法也。凡痨证必饮食日少，此方温脾，即进食法也。凡痨证必咳嗽，此方补土以生金，即治嗽法也。凡痨证多属肾虚，此方补脾以输精及肾，所谓精生于谷也。今人不能读仲景书，反敢侮谤圣法，徒知生脉、六味、八味、归脾、补中，及款冬、贝母、玉竹、百合、苏陈酱、地黄炭之类，互服至死，诚可痛恨！

（5）炙甘草汤

主治：肺燥、肺痿、咽痛、脉代等证。

组成：生地四钱，桂枝木一钱，阿胶一钱五分，炙草二钱，人参一钱，麦冬二钱五分，枣仁（原方火麻仁）一钱五分，加生姜一钱，大枣二枚，水一杯，酒半杯，煎八分服。

（6）清燥救肺汤

主治：燥气郁而成痿。

组成：桑叶（经霜者，去蒂）三钱，人参一钱，石膏二钱三分（研），杏仁（去皮尖）一钱二分，甘草一钱二分，麦冬一钱，枇杷叶（去毛，蜜炙）一钱三分，黑芝麻一钱五分（炒研），水二杯半，煎八分，热服。痰多，加贝母三钱；或加梨汁半盏。

（7）薯蓣丸

主治：虚痨诸不足，风气百疾。

组成：薯蓣三十分，当归、桂枝、神曲、干地黄、豆黄卷各十分，甘草二十八分，人参、阿胶各七分，芎劳、芍药、白术、麦冬、杏仁、防风各六分，柴胡、桔梗、茯苓各五分，干姜三分，白敛二分，大枣百枚，为膏，上二十一味，末之，炼蜜和丸如弹子大。空腹酒服一丸，一百丸为剂。

（8）大黄䗪虫丸

主治：五痨虚极羸瘦，腹满不能饮食，食伤、忧伤、房室伤、饥伤、痨伤、经络荣卫伤，内有干血，肌肉甲错，目黯黑，缓中补虚。

组成：大黄十分（蒸），黄芩二两，甘草三两，桃仁一升，杏仁一升，芍药四两，干漆二两，干地黄十两，虻虫一升，水蛭一百个，蛴螬一升，䗪虫半升，上十二味，末之，炼蜜丸如小豆大。酒服五丸，日三服。

（三）肿症

"肿者，皮肤肿大也。胀者，心腹胀满也。臌者，心腹痞满，而四肢瘦小，昔人谓之蛊胀；或心腹胀满，外实中空，其象如鼓，昔人谓之鼓胀。"（《时方妙用》）

1. 诊治经验

肿症有气肿、水肿之分。按之即起为水肿，按之陷而不起为气肿。陈修园认为水与气同源，不必分之。气滞则水不行，水不行则气愈滞。

（1）诊断

触按法，"大抵肿微则按之随起，肿甚则按之不起。两胁及转动之处，按之即起，足面及膝股内侧，按之不起。"按其腹窅而不起者，为气肿；按其腹随手而起，如囊裹水之状者，为水肿。

观察小便、寒热、脉象等情况。"小便之利与不利，以分阴阳。身之多热与多寒，脉之洪大与细微，以分寒热。病之起于骤然，与成于积渐，及年高多病，与少壮无病之人，分其虚实。以先腹而后及四肢，或先四肢而后及于腹，分其顺逆。"(《医学实在易》)肿胀脉象为沉，若浮而弦，宜发汗；若浮而鼓指有力，宜越婢汤；若浮在皮外，多死；若沉而紧，宜麻黄、细辛、附子之类；若沉而缓，易愈；若沉而微细，宜温补。

肿胀死生之判。肿胀先起于腹而后散四肢者，可治；先起于四肢，而后归于腹者，难治。

危候：掌肿无纹、大便滑泄，水肿不消；唇黑唇肿、齿焦；脐肿突出；缺盆平；阴囊及茎俱肿；脉绝、口张、足肿；足跗肿、膝如斗；肚上青筋见，泻后腹肿；男从身下肿上，女从身上肿下。以上皆肿胀难治之候。

（2）治疗原则：病浅依时方，病深遵《金匮》

陈修园认为治疗水肿病需考虑病情轻重。初患病时，气喘不能躺卧，可依当时流行方法治疗，以皮治皮，不伤中气，五皮饮为第一方。如小便点滴俱无，气喘，口不渴，宜滋肾丸。若肿而兼胀，小水不利，宜胃苓汤，或者四苓散，加半熟蒜捣丸服。如前药不效，宜用济生肾气丸。如服利水之药而小便愈少者，宜补中益气汤。

若病情深重，则须遵《金匮》五水而治。其云："余著有《金匮浅注》，颇有发明。风水由于外邪，法宜发汗，皮水者，外邪已去经而入皮，故不恶风；病在皮间，故内不胀而外如鼓；皮病不涉于内，故口不渴，然水在于皮，亦必从汗以泄之也。石水病在脐下，阴邪多沉于下，法用麻黄附子甘草汤，重在附子以破阴也。黄汗者，外邪伤心，郁热成黄，胸满，四肢、头面俱肿，病在于上，法用桂枝汤加黄芪，以热粥中取微汗，重在桂枝以化气，尤赖啜粥取汗，以发内外交郁之邪也。唯正水一症，正《内经》所谓三阴结谓之水症。结则脉沉，水属阴则脉迟，三阴结则下焦阴气不复与胸中之阳相调，水气格阳则为喘，其目窠如蚕，一身尽肿。"

（3）自创治水第一方"消水圣愈汤"

"消水圣愈汤"记载于《时方妙用》，是陈修园集自己多年的诊疗经验，取经方变化而成。

消水圣愈汤的组成及煎服法：

天雄一钱（制），牡桂二钱（去皮），细辛一钱，麻黄一钱五分，甘草一钱（炙），生姜二钱，大枣二枚，知母二钱，去皮，水二杯半。先煎麻黄，吹去沫，次入诸药，煮八分服，日夜作三服，当汗出如虫行皮中即愈。水盛者，加防己二钱。

《时方妙用》中，陈修园详解该方应用规律，言"天雄补上焦之阳，而下行入肾，犹天道下济而光明，而又恐下济之气潜而不返，故取细辛之一茎直上者以举之。牡桂暖下焦之水，而上通于心，犹地轴之上出而旋运，而又恐其上出气止而不上，故取麻黄之走而不守者鼓之。人身小天地，唯健运不息，所以有云行雨施之用，若潜而不返，则气不外濡而络脉虚，故用姜枣甘草化气生液，以补络脉。若止而不上，则气聚为火而小便难，故以知母滋阴化阳，以通小便。且知母治肿，出之《神农本草经》，而《金匮》治历节风脚肿如脱，与麻黄、附子并用，可以此例而明也。此方即仲景桂甘姜枣麻辛附子汤加知母一味，主治迥殊，可知经方之变化如龙也"。

此方使用时，要求诊断准确，不容有丝毫错误。"两手脉浮而迟，足跌阳脉浮而数"的病人，"一服即验，五服全愈，否则，不可轻用此秘方也"。当然，陈修园也强调这不是治水肿的全能方。

陈修园的次子、名医陈元犀在《金匮方浅注》卷六中，详细记录了该方形成，以及载入《时方妙用》的经过。其云："先君从原本上下文搜讨，得其要紧，从经方中加出一味，名消水圣愈汤，授政有（陈政有）先叔，屡试屡验，奉为枕秘。厥后此方刻入《时方妙用》中，彼时一齐众楚，无一人能发其旨，以致无上名方，反为俗论所掩。己卯秋，先君以老归田，重订旧著，命余读之后，颇有所悟，遂于《时方妙用》中一节，录此方并方论，附于本节之后。"

陈元犀不仅记录该方，还记下自己的使用经验：天雄难得，不妨以附子代之。菌桂无佳者，可用桂枝尖代。知母治肿出自《神农本草经》，而《金匮》治历节风，脚肿如脱，与麻黄、附子并用，可以比例而明也。

（4）记录采自民间的野老治肿奇方

野老某，年八旬有奇，传予奇方。用生金樱根去粗皮一两半，吴风草三钱，香菌极小团结者七枚，水煎服。一服小便即通而肿愈。

2. 常用方药

（1）五皮饮

组成：大腹皮（酒洗）、桑白皮（生）各三钱，云苓皮四钱，陈皮三钱，生姜皮一钱，水三杯，煎八分，温服。上肿，宜发汗，加紫苏叶、荆芥各二钱，防风一钱，杏仁一钱五分；下肿，宜利小便，加防己二钱，木通、赤小豆各一钱三分；喘而腹胀，加生莱菔子、杏仁各二钱；小便不利者，为阳水，加赤小豆、防己、地肤子；小便自利者，为阴水，加白术二钱，苍术、川椒各一钱五分；热，加海蛤三钱，知母一钱五分；寒，加附子、干姜各二钱，肉桂一钱；呕逆，加半夏、生姜各二钱；腹痛，加白芍一钱，桂枝一钱，炙甘草一钱。

方义：此方出华元化《中藏经》，以皮治皮，不伤中气，所以为治肿通用之剂。

（2）导水茯苓汤

主治：水肿，头面、手足、遍身肿如烂瓜之状，按而塌陷。胸腹喘满，不能转侧安睡，饮食不下。小便秘涩，溺出如割，或如黑豆汁而绝少。服喘嗽气逆诸药不效者，用此即渐利而愈。

组成：泽泻、赤茯苓、麦门冬（去心）、白术各二两，桑白皮、紫苏、槟榔、木瓜各一两，大腹皮、陈皮、砂仁、木香各七钱五分，上咬咀，每服一二两，水二杯，灯草三十根，煎八分，食远服。如病重者，可用药二两，又加麦冬及灯草半两，以水一斗，于砂锅内熬至一大碗。再下小锅内，煎至一盏。五更空心服。

（3）加减《金匮》肾气丸

主治：脾肾两虚，肿势渐大，喘促不眠等证。

组成：熟地四两，云茯苓三两，肉桂、牛膝、丹皮、山药、泽泻、车前子、山茱萸各二两，附子五钱，研末，炼蜜丸如桐子大。每服三钱，灯草汤送下，一日两服。以两为钱，水煎服，名加减《金匮》肾气汤，但附子必倍用方效。加川椒目一钱五分，巴戟天二钱，治脚面肿。

（4）防己黄芪汤

主治：风水，脉浮身重，汗出恶风。

组成：防己三钱，炙草一钱五分，白术二钱，黄芪三钱，生姜四片，大枣一枚，水二杯，煎八分服。服后如虫行皮中，从腰下如冰，后坐被上，又以一被绕腰下，温令微汗瘥。喘者，加麻黄；胃中不和者，加芍药；气上冲者，加桂枝。虚汗自出，故不用麻黄以散之，只用防己以驱之。服后身如虫行及腰下如冰云云，皆湿下行之征也，然非芪、术、甘草，焉能使卫气复振，而驱湿下行哉！

（5）越婢汤

主治：恶风一身悉肿，脉浮不渴，续自汗出，无大热者。

组成：麻黄六钱，石膏八钱，甘草二钱，生姜三钱，大枣五枚，水四杯，先煮麻黄至三杯，去沫，入诸药煎八分服，日夜作三服。恶风者，加附子一钱。风水，加白术三钱。

方义：前云身重为湿多，此云一身悉肿为风多。风多气多热亦多，且属急风，故用此猛剂。

（6）防己茯苓汤

主治：四肢肿，水在皮中聂聂动者。

组成：防己、桂枝、黄芪各三钱，茯苓六钱，炙草一钱，水三杯，煎八分服，日夜作三服。

方义：药亦同防己黄芪汤，但去术加桂、苓者，风水之湿在经络，近内；皮水之湿在皮肤，近外。故但以苓协桂，渗周身之湿，而不以术燥其中气也。不用姜、枣者，湿不在上焦之营卫，无取乎宣之也。

（7）蒲灰散

主治：厥而为皮水者。

组成：蒲灰半斤，滑石一斤，为末。饮服方寸匕，日三服。

方义：愚按：当是外敷法，然利湿热之剂，亦可内服外掺也。

（8）越婢加术汤

主治：皮水。

组成：麻黄六两，石膏半斤，生姜三两，甘草二两，大枣十二枚，白术四两，上六味，以水六升，先煮麻黄，去上沫，内诸药，煮取三升，分温三服。

（9）甘草麻黄汤

组成：甘草四钱，麻黄二钱，水二杯，先煮麻黄至一杯半，去沫，入甘草煮七分服。重复汗出，不汗再服，慎风寒。二药上宣肺气，中助土气，外行水气。

（10）麻黄附子汤

组成：麻黄三钱，炙草二钱，附子一钱，水二杯，先煮麻黄至一杯半，去沫，入诸药煎七分温服，日作三服。此即麻黄附子甘草汤，分两略异。即以温经散寒之法，变为温经利水之妙。

（11）黄芪桂枝芍药苦酒汤

主治：身体肿，发热汗出而渴，状如风水。

组成：黄芪五钱，芍药、桂枝各三钱，苦酒一杯半，水一杯，煎八分，温服。当心烦，至六七日乃解。

方义：汗出于心，苦酒止之太急，故心烦。至六七日，正复而邪自退也。汗出沾衣，色正黄如柏汁，脉自沉。以汗出入水中浴，水从毛孔入得之。水气从毛孔入而伤其心，故水火相侵而色黄，水气搏结，而脉沉也。凡看书宜活看，此证亦有从酒后汗出当风所致者，虽无外水，而所出之汗，因风内返亦是水。凡脾胃受湿，湿久生热，湿热交蒸而成黄色，皆可以汗出入水之意悟之。

（12）桂枝加黄芪汤

主治：黄汗。

组成：桂枝、芍药、生姜各三钱，甘草（炙）、黄芪各二钱，大枣四枚，水三杯，煮八分，温服。须臾啜热粥一杯余，以助药力。温覆取微汗，若不汗，更服。前方止汗，是治黄汗之正病法。此方令微汗，是治黄汗之变症法。

（四）胀症

胀症，亦作鼓症、胀满、蛊胀。主要症状：心腹胀满。

1. 证治经验

（1）治疗原则：治此病，必以经旨为主，取用仲景之方，方可全愈。唐以后各书，皆臆断驳杂，不可姑试。

（2）辨证治疗

辨证：先辨实证、虚证，实证易治。实者，胀起于骤然，便实，脉滑而实，宜散之，消导之，攻下之；虚者，胀成于积渐，小便利，大便滑，脉涩小虚微。病在中焦，以参、术补之；病在下焦，以桂、附、吴萸温之，或兼行滞之品，而标本并治。

肿症与胀症区别："肿者，肿于外。胀者，胀于内。"《阴阳应象大论》曰："浊气在上，则生膜胀。"《经脉篇》曰："足太阴虚则鼓胀，胃中寒则胀满。"《本神篇》曰："脾气实则腹胀，肾气实则胀。"《至真要大论》曰："诸湿肿满，皆属于脾，诸腹胀大，皆属于热。"

平胃散应用：心腹胀满，宜平胃散为主。若气郁，加麦芽、香附各二钱；伤食，加莱菔子、山楂、干姜；伤酒，加干葛三钱、砂仁一钱；痰多，加茯苓三四钱；多呕，加半夏、生姜各三钱；胸上脉不横通而胀，加木通、茜草、麦冬、栝蒌、贝母；浊气在上，加柴胡、半夏、桔梗；心下痞满，加黄连、黄芩各一钱，干姜八分。腹痛，加生白芍三钱；因大便不通而腹痛，再加大黄二钱；小便不通合五苓散；若贴脐左右上下胀者，胀必兼痛，为冲脉逆而不舒，去苍术，加红花、归、芍、柴、桂。若季胁两旁兼小腹胀痛者，乃厥阴内不交于少阴，外不合于少阳，加柴胡、人参、半夏、桂枝、当归治之。

因食积而起，用胃苓汤加半夏、干姜、五谷虫、木瓜，以麦芽打糊为丸，陈米汤送下三钱。因热而起，用前丸加黄连为佐。

虚证，必用圣术煎加附子，守服四、五十剂方效，即单腹胀亦不外此法。

因于吐酸而起者，用理中加黄连名连理丸，以刚药变胃，不受胃变，此喻嘉言秘法也。

心下结聚如盘者，应用桂枝汤去芍药，加麻黄、附子、细辛，日服二剂，夜服一剂，取微汗，令大气一转，其结乃散，即以枳术汤，苦以泄其满，此仲景圣法也。此病多列于寒证。

（3）单腹胀的诊疗经验

单腹胀，又名蛊胀。外坚中空，其象如鼓，以血气结聚，不可解散，其毒如蛊。《医学从众录》云："单腹胀，死症也。或青年壮健，起于骤然，若心下坚大如盘者，以《金匮》桂枝去芍药加麻黄附子细辛汤，直捣其痰水气血之巢穴。嗣以枳术散消补并施，可救十中之一。然此犹实症也。若虚症难治，攻之则速其危，补之愈增其胀。"《时方妙用》提到："单腹胀，初服劫夺之药少效，久用增胀，硬如铁石，昧者见之，方谓何物邪气，若此之盛。自明者观之，不过为猛药所攻。即以此身之元气转与此身为难者，如驱良民为寇之比。喻嘉言治有三法：一曰培养，宜术附汤加干姜、陈皮；一曰招纳，宜补中益气汤加半夏；一曰攻散，宜桂甘姜枣麻辛附子汤、金匮枳术汤。三法分用互用，可以救十中之三四。"

（4）家传消鼓丹

余家传有消鼓丹，加白术一两，试用四五剂，不增胀，方可议治。但消鼓丹方中阳起石无真，硫黄非从倭来，亦不能效，故方亦不列。

2. 常用方药

（1）胃苓散

主治：诸泻及腹痛肿胀等证。

组成：茯苓、猪苓、泽泻、白术、桂枝、苍术、厚朴、陈皮各一钱五分，炙草八分，加生姜三片，水煎服。

（2）圣术煎

主治：脾虚作胀，及久患吐泻等症。

组成：白术（微炒）一两，陈皮二钱，干姜三钱，肉桂二钱，水煎服。虚甚，加附子。

（3）连理丸

主治：腹胀如箕，时吐酸水者，又治久泻如神。

组成：人参、白术、干姜、川连各二两，炙草一两，蜜丸，每服三钱，米汤送下，日两服。

（4）桂甘姜枣麻辛附子汤

主治：气分，心下坚大能如盘，边如旋杯。

组成：桂枝、生姜各三钱，炙草、麻黄、细辛各二钱，附子一钱，大枣四枚，水三杯二分，先煮麻黄至二杯二分，去沫，入诸药，煎八分温服，日夜三服，汗出如虫行皮中即愈。

（5）枳术汤

主治：心下坚大如盘。

组成：枳实二钱，白术四钱，水煎服，日三服，腹中软即当散也。

（6）四七汤

主治：因七情所致之胀者，宜此汤主之。

组成：半夏、茯苓各三钱，厚朴二钱，苏叶一钱，生姜三片，水煎服。

（7）廓清饮

主治：胀而属热，脉实而滑者，廓清饮主之。

组成：枳壳二钱，姜朴一钱五分，大腹皮一钱，茯苓二钱，白芥子五七分或一二钱，莱菔子（生捣）一钱（如中不甚胀，能食者，不必用），泽泻一二钱，陈皮一钱，水煎服。

（8）萝卜牙皂散

主治：五臌。

组成：萝卜子四两（用巴豆十六粒同炒），牙皂一两五钱（煨，去弦），沉香五钱，枳壳四两（火酒煮，切片，炒），大黄一两（酒，焙），琥珀一两，上共为末，每服一钱。随病轻重加减，鸡鸣时温酒送下。姜汤下亦可，后服《金匮》肾气丸，调理收功。

（9）蕉扇千金滑石散

主治：水臌。

组成：陈巴蕉扇（去筋，烧灰存性）五分，千金子（去油，壳）一分五厘，滑石二分，共为细末。以腐皮包，滚水送下，一服痊愈。

（10）黄牛粪散

主治：鼓胀。

组成：用四五月时黄牛粪阴干，微炒黄香，为末，每服一两。煎半时，滤清服之，不过三服即愈。

（11）葫芦糯米酒散

主治：中满鼓胀。

组成：陈葫芦一个（要三四年者佳），糯米一斗，作酒待熟，用葫芦瓢于炭上炙热，入酒浸之，如此五六次。将瓢烧灰存性，为细末，每服三钱酒下。

（12）猪肚大蒜汤

主治：鼓胀。

组成：雄猪肚子一个，大蒜四两，槟榔（研末）、砂仁（研末）各三钱，木香二钱，砂锅内用河水煮熟，空心服猪肚，立效。

（13）橘叶青盐汤

主治：肝气胀。

组成：乌梅三个，鲜橘叶三钱，青盐三分，川椒二钱，水煎，空心服。

（14）蛤蟆砂仁散

主治：气臌。

组成：将大蛤蟆一只破开，用大砂仁填满腹中，黄泥封固，炭上煅红，冷定去泥研末。陈皮汤调服，放屁即愈。

（15）萝卜砂仁散

主治：气臌气胀。

组成：萝卜子二两捣研，以水滤汁。用砂仁一两，浸一夜，炒干。又浸又晒，凡七次，为末。每米汤送下一钱。

（16）田螺解胀敷脐方

主治：一切鼓胀，肚饱发虚。

组成：大田螺一个，雄黄一钱，甘遂末一钱，麝香一分，先将药末用田螺捣如泥，以麝置脐，放药脐上，以物覆之，束好。待小便大通，去之。重者用此相兼，小便大通，病即解矣。

（五）噎膈 反胃

噎，即吞咽哽噎不顺；膈，为阻隔不通，不能纳谷，又称隔食，病在胸膈之间。《时方妙用》记录此病"食不得入，昔医名噎。食虽入咽，即带痰涎吐出为膈。"反胃，指宿食不化，朝食暮吐，暮食朝吐，亦作"翻胃"。陈修园提出噎膈反胃是难治之症，"此证多死，即勉治之，亦不过尽人事而已。"

1. 诊治经验

陈修园认为：反胃证《内经》无专论，治疗当以《金匮要略》为主。初患尚可治疗，但是膈症已成，最终无法可治。《金匮要略》大半夏汤，主降冲脉之逆，被陈修园视为治膈症、反胃初起的神方。方中白蜜可润阳明之燥，人参以生既亡之津液，甘澜水以降逆上之水液。总之治疗初起之症，当考虑滋养胃阴为主。又如六味汤，去丹泽、茯苓，加甘草、枸杞、生地、当归，使一派甘润之药，以养胃阴。胃阴上济，则贲门宽展，而饮食进，胃阴下达，则幽门、阑门滋润，而二便通。十余剂可愈。诊脉：浮缓而滑，沉缓而长，可治；弦涩短小，难治。

2. 常用方药

（1）加减左归饮

组成：熟地、山药、枸杞子、炙甘草、茯苓、山茱萸。

（2）启膈饮

主治：食入即吐。

组成：川贝母一钱五分（切片不研），沙参三钱，丹参二钱，川郁金五分，干荷蒂三个，砂仁壳四分，杵头糠二钱（布包），茯苓一钱五分，石菖蒲四分，水二杯，煎八分服。

（3）大半夏汤

主治：反胃。

组成：人参二钱，半夏四钱，俗用明矾制者不可用，只用姜水浸二日，一日一换。清水浸三日，一日一换。撼起蒸熟，晒干切片用，长流水入蜜扬二百四十遍，取三杯半，煎七分服。

（4）吴茱萸汤

主治：阳明食谷欲呕、干呕、吐涎沫，少阴吐利、烦躁欲死者，头痛如破者。

组成：吴茱萸（泡）二钱半，人参一钱半，生姜五钱，加大枣五枚，水煎服。

（5）六君子汤

组成：人参、白术（炒）、茯苓、半夏各二钱，陈皮、炙草各一钱，加生姜五片，大枣二枚。水二杯，煎八分服。治反胃，宜加附子二钱，丁香、藿香、砂仁各一钱。

方义：此方为补脾健胃、祛痰进食之通剂，百病皆以此方收功。

（6）附子理中汤

主治：反胃。

组成：人参、白术、干姜、炙草、附子各三钱。

治反胃，加茯苓四钱，甘草减半。

（7）三一承气汤

主治：隔食。

组成：大黄、芒硝、甘草、厚朴、枳实各一钱，水二杯，煎八分服。按此方太峻，姑存之以备参考。

（8）治噎膈奇方

①牛犬二灰散

不拘黄牛、水牛，但遇有狗放屎于牛屎上，连二屎共取和匀，候干封固。每用煅灰存性三钱，以好苦酒调服，后用真云南棋子一枚，男以白的，女以黑的，捣研极细，仍用苦酒炖浓服之。

②甘蔗饮

取甘蔗，去皮切钱，瓷碗盛白米些少，以水润透米，将蔗钱放米内，仍用瓷碗盖定，慢火蒸熟成饭，先取蔗钱与本人，徐徐咀咽蔗汁，漫开喉咙，即食此饭，为开膈之第一方，即审症议药。二灰散不易得，先用此法，即以黑白棋子继之，再审症用药，以收全功。

膈症汤饮不入口，针合谷穴亦可开通。

（9）治反胃奇方

斗门方（被陈修园称为"治翻胃奇方"）

用附子一个最大者（按：近日附子宜以开水俟温和，入附子，泡去盐，一日二换汤，泡三日取晒。）坐于砖上，四面著火，渐逼碎，入生姜自然汁中；又依前火逼干，复淬之，约生姜汁尽半碗许，捣罗为末，用粟米饮下一钱，不过三服瘥。

（六）痰饮

痰饮，为水气上泛，得阳煎熬，则稠者为痰；得阴凝聚，则稀者为饮。古人论痰有四：痰饮、悬饮、溢饮、支饮。后人又增加留饮，合为五饮，陈修园认为留饮即痰饮。此外，由于三焦失职，气道痞塞等原因引起的病还有：留饮、伏饮、癖饮、流饮、酒癖、冷痰、热痰等。陈修园解释道：有聚而不散者，名留饮；僻处胁下者，名癖饮；流移不定者，名流饮；沉伏于内者，名伏饮；又因酒而成癖者，名酒癖；因寒所伤者，名冷痰；因热所伤者，名热痰。凡痰脉多应于滑，脉沉而弦者，主悬饮内痛。

1. 诊治经验

治痰饮一般方法：以二陈汤为治痰饮之通剂，仿效《金匮》之意，随寒热虚实加减。如：久嗽气短，加桂枝一钱五分、白术二钱，此从水道以化气也，或与肾气丸互服。停饮胁痛，加白芥子一钱五分、前胡二钱；四肢肿，身体疼重，加生黄芪三钱、防己二钱；咳逆倚息，气短不得卧，加木防己三钱，桂枝、人参各一钱五分，水煎好，入芒硝八分服；心下有支饮，其人苦眩冒，加泽泻四钱、白术二钱；咳嗽不已，加干姜、细辛、五味子。以上仿《金匮》意加减。火痰，加海粉、瓜蒌仁、黄芩、海石；寒痰，加干姜、附子；风痰，加制南星、天麻、竹沥、姜汁；燥痰，加天冬、玉竹、瓜蒌仁；湿痰，加白术、苍术；郁痰，加川芎、贝母、香附、连翘；虚痰，加人参、白术；实痰，加旋覆花、枳实；食痰，加莱菔子。

怪痰老痰，宜礞石滚痰丸。饮宜桂苓甘术汤、真武汤；二证愈后，以桂附八味丸收功。

（1）治痰饮　思三焦　和温药

陈修园认为，痰饮皆与水有关。基于气行即水行，气滞则水滞的规律，治疗时主要考虑宣通三焦之气，以温药和之。痰饮的病机与脾肾肺三经相关，痰之本以"水归于肾，而受制于脾"引起。治疗痰饮，必以脾肾为主，以温药补脾。"如苓桂术甘汤、肾气丸、小半夏汤、五苓散之类，皆温药也。即如十枣汤之十枚大枣，甘遂半夏汤之半升白蜜，木防己汤之参、桂，葶苈汤之大枣，亦寓温和之意。至于攻下之法，不过一时之权宜，而始终不可离温药之旨也。"（《医学实在易》）他说："《金匮要略》云：病痰饮者，当以温药和之。忽揭出温药和之四字，即金针之度也。"陈修园的长孙陈心典曾经论述道："痰起于肾，而动于脾，聚于肺，分之则有上中下之殊，合之则一以贯之也。痰者，水也，治肾是使水归其壑，治脾是筑以防堤，治肺是导水必自高源也。"

（2）治痰饮七法

此七法得之于尤在泾，为时医学习治疗痰饮之捷径。

一曰攻逐：古云治痰先补脾，脾复健之常，而痰自化。然停积既甚，譬如沟渠壅滞，久则倒流逆上，污浊臭秽，无所不有。若不决而去之，而欲澄治已壅之水，而使之清，无是理也，故须攻逐之剂。

神仙坠痰丸，控涎丹，礞石滚痰丸，十枣汤。

二曰消导：凡病痰饮未盛，或虽盛而未至坚顽者，不可攻之，但宜消导而已。消者，损而尽之；导者，引而去之也。

青礞石丸，竹沥丸，半夏丸。

三曰和：凡病痰饮未盛，或虽盛而未至坚顽者，不可攻之，但宜消导而已。消者，损而尽之；导者，引而去之也。

六君子汤（按：此汤宜入补方，此条宜香砂六君子汤）。

四曰补：夫痰即水也，其本在肾；痰即液也，其本在脾。在肾者，气虚水泛；在脾者，土虚不化。攻之则弥盛，补之则潜消，非明者不能知也。

济生肾气丸，桂苓甘术汤，六君子汤（余新增）。

五曰温：凡痰饮停凝心膈上下，或痞、或呕，或利久而不去，或虽去而复生者，法当温之。盖痰本于脾，温则能健之；痰生于湿，温则能行之。

沉香茯苓丸，《本事》神术丸。

六曰清：或因热而生痰，或因痰而生热，交结不解，相助为虐。昔人故言痰因火而逆上者，治火为先也。其证咽喉干燥，或塞或壅。头目昏重，或咳吐稠黏，面目赤热。

二陈汤加黄芩、连翘、山栀、桔梗、薄荷。

七曰润：肺虚阴涸，枯燥日至，气不化而成火，津以结而成痰，是不可以辛散，不可以燥夺。清之则气自化，润之则痰自消。

王节斋化痰丸。

2. 常用方药

（1）王节斋化痰丸

主治：津液为火熏蒸，凝浊郁结成痰，根深蒂固，以此缓治之。

组成：香附（童便浸炒）五钱，橘红一两，瓜蒌仁一两，黄芩（酒炒）、天门冬、海蛤粉各一两，青黛三钱，芒硝三钱（另研），桔梗五钱，连翘五钱，共研为末，炼蜜入生姜汁少许，为丸如弹子大，每用一丸，嚼化。或为小丸，姜汤送下二钱。

（2）苓桂术甘汤

主治：胸胁支满目眩。并治饮邪阻滞心肺之阳，令呼气短。

组成：茯苓四钱，白术、桂枝各二钱，炙草一钱五分，水二杯，煎八分服。

（3）肾气丸

主治：饮邪阻滞肝肾之阴，令吸气短。

组成：干地黄八两，山药、山茱萸各四两，泽泻、丹皮、茯苓各三两，桂枝一两，附子一枚（炮），上八味，末之，炼蜜和丸梧子大，酒下十五丸，加至二十丸，日再服。

方义：喻嘉言云：此治吸气短，即八味地黄丸，但原方系干生地黄、桂枝。

（4）甘遂半夏汤

主治：饮邪流连不去，心下坚满。

组成：甘遂（大者）三枚，半夏（汤洗七次）十三枚（以水一中杯，煮取半杯，去滓），芍药五枚（约今之三钱），甘草如指一枚（炙，约今一钱三分），水二杯，煎六分，去滓，入蜜半盏，再煎至八分服。

（5）木防己汤

组成：木防己三钱，石膏六钱，桂枝二钱，人参四钱，水二杯，煎八分，温服。

方义：人膈中清虚如太空，然支饮之气乘之，则满喘而痞坚，面色黧黑，脉亦沉紧，得之数十日，医者吐之下之俱不愈，宜以此汤开三焦之结，通上下之气。

（6）木防己汤去石膏加茯苓芒硝汤

组成：木防己二钱，桂枝二钱，茯苓四钱，人参四钱，芒硝二钱五分，水二杯半，煎七分，去滓，入芒硝微煎，温服，微利自愈。

方义：前方木防己汤有人参，吐下后水邪因虚而结者，服之即愈。若水邪实结者，虽愈而三日复发，又与前方不应者，故用此汤去石膏之寒，加茯苓直输水道，芒硝峻开坚结也。

（7）泽泻汤

组成：泽泻五钱，白术二钱，水二杯，煎七分，温服。

方义：支饮虽不中正，而迫近于心，饮邪上乘清阳之位。其人苦冒眩，冒者，昏冒而神不清，如有物冒蔽之也；眩者，目旋转而乍见眩黑者，宜此汤。

（8）厚朴大黄汤

主治：支饮胸满。

组成：厚朴二钱，大黄二钱，枳实一钱五分，水二杯，煎七分，温服。

（9）葶苈大枣泻肺汤

主治：支饮满而肺气闭，气闭则呼吸不能自如，用此苦降，以泄实邪。

组成：葶苈子（隔纸炒研如泥）二钱二分，水一杯半，大枣十二枚，煎七分，入葶苈子服之。

（10）小半夏汤

主治：心下支饮，呕而不渴。

组成：半夏四钱，生姜八钱，水二杯，煎八分，温服。

（11）己椒苈黄丸

主治：腹满口舌干燥，肠间有水气。

组成：防己、椒目、葶苈（熬）、大黄各一两，共为细末，炼蜜丸如梧子大，先饮食服一丸，日三服，稍增之，口中有津液。渴者加芒硝半两。

（12）五苓散

主治：脐下悸，吐涎沫而颠眩，此水也。

组成：泽泻一两六铢，猪苓、茯苓、白术各十八铢（按：十黍为一铢，约今四分一厘七毫），桂枝半两，上为末，白饮和服方寸匕，日三服。多暖水，汗出愈。（六株为一分，即今之二钱半也。泽泻应一两二钱五分。猪苓、白术、茯苓各应七钱五分也。方寸匕者，匕即匙，也作匙。正方一寸大，约八九分也。余用二钱。）愚按：脐下动气去术加桂，理中丸法也。今因吐涎沫是水气盛，必得苦燥之白术，方能制水。颠眩是土中湿气化为阴霾，上弥清窍，必得温燥之白术，方能胜湿。证有兼见，法须变通。

（13）附方：《外台》茯苓饮

主治：积饮既去，而虚气塞满其中，不能进食。此证最多，此方最妙。

组成：茯苓、人参、白术各一钱五分，枳实一钱，橘皮一钱二分五厘，生姜二钱，水二杯。煮七分服，一日三服。

（14）《三因》白散

组成：滑石五钱，半夏三钱，附子二钱，炮，共研末，每服五钱，加生姜三片，蜜三钱，水一杯半，煎七分服。

（七）咳嗽

陈修园认为，咳嗽其实不外虚实二证。"实者，外感风寒而发；虚者，内伤精气而生也。总不离乎水饮"。其病位标在肺，本在肾。在治疗上，陈修园认为"上焦得通，津液得下，胃气因和"是治疗咳嗽之秘诀。

1.诊治经验

（1）实证

外受寒热之邪。表寒，脉浮，带弦带紧，头痛身痛，或鼻塞时流清涕。轻者六安煎，重者金沸草散及小青龙汤。

里寒，脉沉细，真武汤去生姜，加干姜、五味、细辛。

热则脉洪而长，或浮数而有力，口渴面红，溺赤而短。轻者泻白散加减，重者猪苓汤。

寒热往来而咳者，小柴胡汤去人参、大枣、生姜，加五味、干姜。六安煎、金沸草散亦可。

外感风寒，内挟水饮，必咳嗽不已，兼见头痛、发热、恶寒等症。若外感重者宜香苏饮加杏仁、防风各二钱，半夏、干姜各一钱五分，五味子捣扁，细辛各八分。水煎服，温覆取微汗。外感轻者，宜二陈汤加细辛、干姜、五味子、杏仁、前胡。若二症面目浮肿，俱加桑白皮三钱，葶苈子八分微炒，研末调服。

外感风寒，咳嗽颇久，每呛，两胁牵痛，发热者，或寒热往来者，宜逍遥散倍柴胡，加半夏、干姜各一钱半，五味子一钱。

夏月伤暑，咳嗽，自汗，口渴，小便赤短，宜六一散，滑石六钱，甘草一钱，加干姜、细辛、五味子各一钱，水煎服。

秋间伤秋金燥气，皮毛渐渐恶寒，已发热，渐生咳嗽，咳嗽不已，渐至泻利。宜泻白散，二剂合为一剂，去粳米，加黄芩、阿胶各一钱五分，干姜一钱，五味子、细辛各五分。水煎服。此方加减，庸医必骇其杂，能读孙真人书者，方知从五味子汤、麦门冬汤二方得来也。

（2）虚证

咳嗽为痨伤之渐，非气虚即精虚也。

气虚临床表现，为羸瘦怠倦，少食痰多，言微，脉微细，六君子汤、补中益气汤、归脾汤主之。像干姜、五味、细辛、阿胶、半夏、二冬、二母、紫菀之类，随宜加入。精虚临床表现，为面色黯，口燥舌干，干咳、痰稀、气喘、腰膝酸痛，或面色浮红，昼轻夜重，脉浮数而虚，右尺脉弱，宜八味丸；左尺脉弱，宜六味丸。二方俱宜加入麦冬、五味、阿胶、胡桃之类，为标本同治之法。

气虚证：劳役饥饱过度及思虑伤脾所致。气不化精，阳病必及于阴。

精虚证：得之色欲过度，或先天不足，少年阳痿之人，精不化气，阴病必反于阳。

此外，感春温之气而咳嗽，宜加玉竹；感夏令暑气而咳嗽，宜加石膏、麦冬、五味之类；感秋令燥金之气而咳嗽，用喻嘉言清燥汤神效；感冬寒之气而咳嗽，无汗宜金沸草散，有汗宜桂枝汤，加厚朴一钱五分、杏仁二钱、半夏一钱五分。

又三焦虚嗽，宜温肺汤；中焦虚嗽，宜六君子汤加干姜、细辛、五味子；下焦虚嗽，宜七味丸加五味；三焦俱虚，宜三才汤。

实证咳嗽，不可妄用治疗虚证咳嗽之方，恐留邪为患，而虚证绝不可废实证之诸方，以咳嗽必有所以致之者，溯其得病之由而治之，即治本之法也。

（3）应用小青龙汤的经验

《金匮要略》小青龙汤加减五方，为治疗痰饮咳嗽良方。小青龙一方可加减为五方，取行水之意。使用时，方中的麻黄桂芍可以斟酌去取，但是干姜、细辛、五味子三味必不可离。寒者可加附子，热者可加石膏、大黄，湿者可加白术、茯苓，燥者可加天门冬、麦门冬、阿胶、玉竹、枇杷叶，下虚者可加巴戟天、鹿角胶，上虚者可加黄芪、白术，痰多者可加桑白皮、茯苓。《医学三字经》也载："《金匮》治痰饮咳嗽，不外小青龙汤加减。方中诸味，皆可去取，唯细辛、干姜、五味不肯轻去。即面热如醉，加大黄以清胃热，及加石膏、杏仁之类，总不去此三味，学者不可不深思其故也。徐忠可《金匮辨注》有论也。"

2. 常用方药

（1）小青龙汤

主治：寒饮咳嗽。

组成：麻黄、桂枝、白芍各一钱半，细辛一钱，干姜一钱半，五味子一钱，半夏三钱，炙草一钱，水三杯，先煮麻黄至二杯，去沫，入诸药，煎八分服。

（2）木乳散

主治：肝咳嗽。两胁下满。

组成：木乳（即皂荚树根皮，酥炙）三两，杏仁（去皮尖，炒）、贝母（去心）各二两，炙甘草一两，共为细末，姜橘汤送下二钱。

（3）六安煎

主治：外感咳嗽。

组成：半夏二钱，陈皮一钱五分，茯苓二钱，甘草一钱，杏仁二钱（去皮尖），白芥子一钱，炒研，加生姜七片，水煎服。寒甚加细辛七分。愚每用必去白芥子加五味子、干姜、细辛。

（4）加减小柴胡汤

主治：发热咳嗽。

组成：柴胡四钱，半夏二钱，黄芩、炙草各一钱五分，干姜一钱，五味子八分，水二杯半，煎一杯半，去滓，再煎八分，温服，一日二服。

（5）五味子汤

主治：伤燥咳唾中有血，牵引胸胁痛，皮肤干枯。

组成：五味子五分（研），桔梗、甘草、紫菀茸、续断、竹茹、桑根皮各一钱，生地黄二钱，赤小豆一撮（即赤豆之细者），上九味，水煎空心服。《秘旨》加白蜜一匙。

方义：愚按：赤豆易生扁豆五钱，囫囵不研，最能退热补肺，但有寒热往来忌之。去续断、赤豆、地黄，加葳蕤、门冬、干姜、细辛亦妙。

（6）麦门冬汤

主治：大病后火热乘肺，咳唾有血，胸膈胀满，上气羸瘦，五心烦热，渴而便秘。

组成：麦门冬二钱（去心），桔梗、桑根皮、半夏、生地黄、紫菀茸、竹茹各一钱，麻黄（七分），甘草五分（炙），五味子十粒（研），生姜一片，上十一味，水煎，空心腹。

（八）哮症

《圣济总录》称呷嗽，咳而胸中多痰，结于喉间，与气相系，随其呼吸，呀呷有声，故名呷嗽。宜调顺肺经，仍如消痰破饮之剂。

1. 诊治经验

陈修园认为：哮喘治病，往往是寒邪伏于肺俞，痰窠结于肺膜，内外相应。一旦遇到风、寒、暑、湿、燥、火六气之伤即发，伤酒、伤食亦发，动怒、动气亦发，役劳、房劳亦发。

只要发作，肺俞之寒气与肺膜之浊痰狼狈为奸，窒塞关隘，不能呼吸。而呼吸正气，转触其痰，鼾齁有声，非泛常之药所能治，宜《圣济总录》的射干丸主之。但是，具体治疗时须查病者身体强弱。

治疗哮症可依据病者情况，采用汤剂、灸法、外贴药等方法。

（1）随证用药体实者，用射干丸。虚弱者，用六君子汤料十两，加贝母二两，共研末，以竹沥四两，生姜汁一两，和匀拌之。又拌又晒以九次为度，每服三钱，开水送下。

（2）陈修园家传外贴药

陈修园在《时方妙用》中记载了他的家传外治法治疗哮喘，即家传哮喘断根神验药散。入麝五分，姜汁调，涂肺俞、膏肓、百劳等穴，涂后麻瞀疼痛，切勿便去，俟三炷香尽方去之，十日后涂一次，如此三次，病根去矣。治疗的时间一定在夏月三伏中。

（3）灸法

选肺俞、膏肓、天突诸穴施灸。

2. 常用方药

（1）射干丸

主治：呷嗽咳而胸中多痰，结于喉间，呀呷有声。

组成：射干、半夏、陈皮、百部、款冬花、细辛、干老姜、五味子、贝母、茯苓、郁李仁各一两，皂荚（刮去皮子，炙）五钱，共为末，蜜丸桐子大，空心以米饮下三十丸，一日两服。

（2）杏仁丸

主治：呷嗽有声。

组成：杏仁（去皮尖，炒）、甘草（炙）各一两，大黄（蒸）、牙硝（熬）各五钱，共为末，炼蜜丸如桐子大，空心姜汤送下二十丸。

（3）紫菀杏仁煎

主治：肺脏气积，呷嗽不止，因肺虚损致劳疾相侵，或胃冷膈上热者。

组成：紫菀酥各二两，贝母、姜汁各三两，大枣（去皮、核）半斤，五味、人参、茯苓、甘草、桔梗、地骨皮（洗）各一两，白蜜一斤，生地汁六两，共末，与蜜、生地汁同煎百沸，器盛三五次，成饴煎，仰卧含化一匙，日二服。

（九）心腹诸痛

心痛，心为君主之官，受邪而痛，手足寒至节，为真心痛，不可治。陈修园认为此处所谈的心痛，乃是心包络痛。胸膺痛，是由于肺气不调。胃脘痛，是由于胃气不和。两胁痛，则是肝胆之病也。大腹痛，属脾。小腹痛，肝肾之病。

1. 诊治经验

陈修园推崇高士宗在《医学真传》中提出的分各部用药，治疗心腹诸痛的方法，认为奏效甚捷。具体方法如下：

（1）当心之部位而痛，俗云心痛，非也，乃心包之络不能旁达于脉故也。宜香苏饮加当归四钱，元胡索、木通各一钱，桂枝二钱，酒、水各半煎。紫苏须用旁小梗，整条不切碎更能通络。

（2）心脉之上，则为胸膈。胸膈痛是上焦失职，不能如雾露之溉，则胸痹而痛，宜百合汤半剂，加瓜蒌皮、贝母各三钱，薤白八钱，白豆蔻一钱五分，水煎服。

（3）胸膈之下，两乳中间，名曰膺胸。膺胸痛为肝血内虚，气不充于期门，致冲任之血从膺胸而散则痛，宜丹参饮半剂，加当归五钱，白芍、金银花各三钱，红花、川续断各一钱，酒、水各半煎。

（4）膺胸之下，则为中脘。中脘作痛，手不可近，乃内外不和，外则寒气凝于皮毛，内则垢浊停于中脘，当审其体之虚实而施治。莫若以灯当痛处爆十余点，则寒结去而内外通，便不痛矣。若爆后痛仍不止，实者宜五积散，虚者宜加味香苏饮：香苏饮加桂枝、芍药、当归各三钱，细辛、木通各一钱五分，吴茱萸二钱，水煎服。方中紫苏、生姜、细辛、桂枝以驱外之凝寒，吴茱萸、陈皮、木通以降内之浊垢，归、芍、香附、甘草和其气血，安其中外，颇合古法。若虚甚者，去紫苏，加黄芪三钱；汗多者，再加熟附子一钱五分。

（5）中脘之下，当阳明胃土之间。时痛时止，为中土虚而胃气不和。若服行血消泄之剂过多，便宜温补。但以手重按之，则痛稍平，此中土内虚，虚而且寒之明验也。宜香砂六君子汤加干姜二三钱、附子理中汤。

（6）乳下两旁，胸骨尽处痛者，乃上下阴阳不和，少阳枢转不利也，伤寒病中多有此症。当助其枢转，和其气血，上下通调则愈矣。宜逍遥散倍柴胡，加生姜一钱五分。

（7）大腹痛者，乃太阴脾土之部，痛在内而缓，中土虚寒也（宜理中汤倍人参）；痛兼内外而急，脾络不通也（宜理中汤倍干姜）。盖脾之大络，名曰大包，从经隧而外出于络脉。今脾络滞而不行，则内外皆痛。（理中汤倍干姜服之不应者，再加肉桂一钱五分，木通一钱）。《太阳篇》云：伤寒阳脉涩，阴脉弦，法当腹中急痛，先与小建中汤；不瘥者，与小柴胡汤。此先补益于内，而后枢转于外也。

（8）脐旁左右痛者，乃冲脉病。冲脉当脐左右，若为寒气所凝，其冲脉之血不能上行外达，则当脐左右而痛。当用血分之药，使胞中之血通达肌表，若用气药无裨也。宜当归四逆加生姜吴茱萸汤，水、酒各半煎服；或用四物汤去地黄加肉桂一钱，生黄芪、生姜各三钱、炙甘草、红花各一钱，水、酒煎服。

（9）脐中痛不可忍，喜按者，肾气虚寒也。宜通脉四逆汤加白芍三钱；若脉沉实，口中热渴，腹满拒按，大便秘，是有燥屎，宜三一承气汤。

（10）脐下痛者，乃少阴水脏、太阳水腑不得阳热之气以施行，致阴寒凝结而痛。少阴水脏虚寒，用真武汤温之；太阳水腑虚寒，用桂枝汤加熟附子、茯苓温之。又脐下痛有火逼膀胱，小便不利而痛者，宜五苓散；亦有阴虚阳气不化，小便点滴俱无，胀痛者，宜通关丸；有燥屎者，辨法方治见上条。

（11）小腹两旁谓之少腹，少腹痛，乃厥阴肝脏之部，又为胞中之血海。盖胞中之水主于少阴,胞中之血主于厥阴也。痛者,厥阴肝气不合胞中之血而上行也。肝脏不虚者,当疏通以使之上;(宜香苏饮加柴胡三钱,当归、白芍各二钱,生橘叶三片)。肝脏虚者,当补益以助其下,(宜乌梅丸。以米汤送下二钱,一日三服)。盖厥阴不从标本,从中见少阳之气,使厥阴上合乎少阳,则不痛矣。

(12)两旁季胁痛者,肝气虚也。(当归四逆汤加阿胶,四君子汤去白术加当归、粳米与乌梅丸五服)。两胁之上痛者,少阳之气不和也,(宜小柴胡汤去枣,加牡蛎、青皮)。时法用左金丸。

此外,陈修园自悟了较为实用的诊断治疗心腹诸痛的方法,即:大凡心腹诸痛,应该辨其内之胀与不胀,便之闭与不闭,脉之有力与无力,口中热,口中和,痛之久暂等,以此来辨别寒、热、邪、正、虚、实。心腹痛可分九种,分别有相应的治法:

如痛而胀且闭者,厚朴三物汤攻里。兼发热者,厚朴七物汤,兼表里治之。腹痛连胁痛,脉弦紧,恶寒甚,大便秘者,大黄附子汤主之。若但胀而便不秘者,实中之虚,宜厚朴生姜半夏甘草人参汤。腹痛甚而不可触近呕吐者,大建中汤主之。雷鸣切痛呕吐者,附子粳米汤主之。腹痛下利而厥者,通脉四逆汤主之。腹痛吐泻者,理中汤主之。若绕脐疼痛,名寒疝,腹中绞痛者,当归生姜羊肉汤主之。

2. 常用方药

(1)黄芪汤

主治:心痛、胃脘痛、腹痛喜按者。

组成:黄芪一两,当归三钱,肉桂一钱五分,水煎服。

(2)枳实汤

主治:心痛、胃脘及胁肋、大小腹诸痛拒按者。

组成:枳实三钱,半夏四钱,生姜八钱,水煎服。

（3）丹参饮

主治：心腹诸痛，诸药不效者如神，妇人尤宜。

组成：丹参一两，白檀香、砂仁各一钱五分，水煎服。

（4）瓜蒌半夏白酒汤

主治：胸痹不卧，背痛彻心，喘咳气短等症。

组成：薤白五钱，瓜蒌四钱（捣碎），半夏三钱，白酒二杯，煎至八分，温服。

（5）理中汤

主治：心腹诸痛及吐泻等症。

组成：人参、白术、干姜、炙草各三钱，水煎服。

（6）通脉四逆汤

主治：四肢厥冷，脉绝诸危证。

组成：干姜四钱，附子、炙草各三钱，水煎服。腹痛，加芍药三钱。

（7）黄连汤

主治：胸中有热而呕，胃有邪气而腹痛。

组成：黄连、炙草、干姜、桂枝各一钱半，人参一钱，半夏二钱，大枣二枚，水煎服。

（8）当归生姜羊肉汤

主治：腹胁诸痛里急者，并治寒疝，腹中疞痛，及产后腹痛不止。

组成：羊肉五两一钱，生姜一两四钱五分，当归九钱九分，水八茶杯，煎至三杯，每服一杯，一日三服。若寒多者，加生姜；痛多而呕者，加陈皮六钱六分，白术三钱三分；若加生姜，再加水三杯。

（9）当归四逆汤

主治：厥阴伤寒，手足厥冷，脉细欲绝者。

组成：当归、白芍、桂枝各二钱，炙草、细辛、木通各一钱，大枣四枚，水煎服。寒者，加生姜、吴茱萸各二钱，酒水各半煎。

（10）金铃子散

主治：心腹诸痛，服热药而更甚者。

组成：金铃子（去核）、元胡索各等分，研末，以清酒送下二三钱。

（11）七气汤

主治：七情气逆诸痛。

组成：茯苓三钱，半夏、厚朴各二钱，紫苏叶一钱，加生姜三片，水煎服。

（12）和剂抽刀散

组成：川白姜五个（剉入巴豆肉一钱，一同炒至豆黑，去豆），糯米六两一钱（炒黄），良姜五两（入斑蝥二十五个，同炒至蝥黑，去蝥），石菖蒲五两半（不炒），上为末，每服二钱，空心温酒调下。

方义：《仁斋直指》云：有一田夫，醉饱之余，露星取快，一枕天明，自此腹疼攻刺，百药罔效，淹淹数载。后遇至人，授以抽刀散，数服顿愈。则知风露之根，入在脾胃，良姜、菖蒲，为能散其邪；斑蝥借气，为能伐其根。观此可以通一毕万矣。然而痛不复作，养脾之剂，独不可继是而调理之乎？疗病如濯衣，必去其垢污，而后可以加浆饰。医者，意也，请借是以为喻。

（13）香苏饮

主治：气痛。一切感冒。

组成：香附二钱（制研），紫苏叶三钱，陈皮、甘草各一钱，加生姜五片，水二杯，煎八分服。心痛加元胡二钱，酒一盏。

（14）加味二陈汤

主治：气痛，脉沉而涩，诸气郁滞，及七情过用所致。宜二陈汤加沉香、乌药、百合主之。

组成：半夏、乌药、茯苓各二钱，炙草七分，陈皮二钱，沉香五分，百合五钱或一两，生姜三片，水煎服。

方义：百合，合众瓣而成，有百脉一宗之象。其色白而入肺，肺主气，肺气降则诸气俱调。此医书所不载，余得之海外奇人，屡试屡效。或无沉香，即用紫苏叶一钱代之。

（15）百合汤

主治：心口痛诸药不效。亦属气痛。

组成：百合一两，乌药三钱，水三杯，煎八分服。此方余自海坛得来。

（16）失笑散

主治：一切血滞作痛如神。

组成：五灵脂（醋炒）、蒲黄各一两，共研末，每服三钱，以醋汤送下，日二服。

（17）桃仁承气汤

主治：心腹痛，大便不通，其人如狂，属死血。

组成：桂枝二钱，桃仁十七枚（去皮尖），大黄四钱，芒硝七分，甘草七分，水二杯，煎八分，去滓，入硝二沸，温服。

（十）血证

血证，亦作血症，包括吐血、咯血、咳血、鼻衄、齿衄、舌衄、大便血、小便血、血淋、血崩等，皆为血不循经之病。

1. 诊治经验

（1）明"凡治血证，随症而治"之论

朱丹溪曾经提出："血随火而升降，凡治血症，以治火为先。"治火首先要辨明实火、虚火、灯烛之火、龙雷之火，随症而治。

①实火散之、泻之

实火是外受风寒，郁而不解，酝酿成热，而导致吐血、衄血，脉浮而

洪，或带、紧。适合用苏子降气汤，加荆芥、茜草根、降真香、玉竹之类
以解散之。如果风寒郁而不解，以成内热，或者阳脏之人，素有内火，或
者酒客蕴热，大吐大衄，脉洪而实，或沉而有力，宜用犀角地黄汤、黄连
解毒汤以凉泻之。四生丸止血兼有去瘀生新之妙，也可用。但是时医不敢
用大苦大寒之品，而以止血套药，如黑栀子、白及末、百草霜、三才汤加
藕节之类，似若小心，其实姑息容奸，酿成大祸。陈修园认为"止血而不
去瘀，则瘀血停滞而为发热、咳嗽、皮肉甲错，成干血劳症。"陈修园将该
治法比喻成釜底抽薪。

②虚火补之

虚火是由于劳役饥饱过度。李东垣称之为内伤，用补中益气汤。如果
由于思虑伤脾，倦怠少食，肌肉瘦削，怔忡不寐，薛立斋用归脾汤主之。
李东垣认为：火与元气不两立，元气进一分，则火退一分，此时参芪甘草
成为泻火之良药。由虚火引发的吐血咳血，必积渐而来，"以至盈盆盈斗，
脉必洪大，而重按指下全空。必以前汤及当归补血汤，峻补其虚，虚回而
血始止"。陈修园强调峻补其虚，只有补足虚，血才能止住。主张血脱益
气。脱血至盈盆盈斗，如果用柔润之药，凝滞经络，几乎不会有治愈的可
能。一定用气分大补之品，才能引血归经，陈修园临证实践，屡试屡验。
如果脉细小而手足寒冷，腹痛便滑，此虚寒之证，用理中汤加木香、当归。
如果此时拘泥于诸血属火之说，而用凉血止血套药，止而复来，必致不起。

③灯烛之火，补阴配阳

灯烛之火是先天不足，肾水素虚，又兼色欲过度，以竭其精，至水衰火
亢，而引起的咳嗽、吐血、咳血等症。脉象浮虚而数，或涩而芤。外症可见
干咳骨蒸，口舌生疮，小便赤短，如灯烛之火，油尽而自焚。治疗禁忌用辛
热、苦寒之品，陈修园写道："盖以肾居至阴之地，若用寒凉，则孤阴不生，
而过苦之味，久而化火，俱非阴虚证所宜也。"治疗时"须用甘润至静之品，

补阴配阳"。陈修园常用大补阴丸治水虚火亢之重症，多有奇效。

④龙雷之火，引火归原

龙雷之火论得之喻嘉言，喻嘉言认为龙雷之火是肾中相火不安其位，导致的烦热不宁，舌燥口渴，而出现的吐血、咳血、衄血等症。"气血双补之中，加柴胡、地骨以疏肝邪。肝火即雷火也。知母、黄柏以降肾火，肾火即龙火也"（《十药神书注解》）。脉两寸洪大，过于两关。两关洪大，过于两尺，浮按洪大，重按濡弱如无。适合用景岳镇阴煎、冯氏全真一气汤、七味丸、八味丸主之。只有用桂附辛热之药，可以引火归原，是采用了同气相求的方法。

陈修园通过研读《内经》，从"血气者，喜温而恶寒，寒则泣而不流，温则消而去之"句中得到启示，"温"为治血之要目。所以，杨仁斋、高鼓峰的治疗方法神验。即使是张景岳，用熟地黄二两，泽泻、附子、牛膝各一钱五分，肉桂一钱，炙甘草二钱，水煎服，名为镇阴煎，方虽驳杂，而温药较多，亦能奏效。

对于陈修园某些时候强调治血证多用热药，而读者理解出现偏差的问题，唐容川在《血证论·本书补救论》中评价道："世之读朱丹溪书者，见其多用凉药，于是废黜热药，贻误不少，而丹溪不任咎也。盖丹溪之书，实未尝废热药。世之读陈修园书者，见其多用热药，于是废黜凉药，为害尤多，而修园不任咎也。盖修园之书，实未尝废凉药。两贤立论，不过救一时之偏，明一己之见。世之不善读者，得其所详，忽其所略，岂知两贤所略，亦曰人所已详，吾固不必详焉耳，初何尝废黜不言哉。即如予作此书，亦多用凉药，少用热药，然非弃热药而不用。特以血症宜凉者多，非谓血症全不用热药也。"

（2）提出"五脏有血，六腑无血"之说

陈修园记载他曾经观察解剖动物，"观剖诸兽"，以证明"五脏有血，六腑无血。观剖诸兽，腹心下夹脊包络中多血，肝内多血，心、脾、肺、肾中各有血，六腑无血。"并通过这个观察质疑"以吐血多者，谓吐胃血"的说法，认为该说当沿袭前人的错误所致。还对"诸书皆分别五脏六腑之血而施治"提出不同看法。

（3）用药经验

陈修园临证时，自创"新刮青竹茹"方。该方为研读《本草经》《内经》《金匮》及《千金》等书所悟得。即新刮青竹茹一捻，随宜佐以寒热补泻之品，一服即效。该方取"以竹之脉络，通人之脉络"之意。临证时，也可以在相应的医方中，加鲜竹茹三四钱，为效甚速。

陈修园在《十药神书》中还记载了自制惜红丸治疗血症的经验。"余制有惜红丸，日夜三四服，但须以麻沸汤泡服，不可煮服为嘱。审其素能保养，脉沉而细，面赤淡白，血来时外有寒冷之状者，为阳虚阴必走症。余制有惜红散，加鲜竹茹，日夜服三剂。其药之配合，散见于拙刻各种中，兹因集隘，不能备登。甲子岁，余治某下血症，议用此方（当归补血汤），门外汉以黄芪作胀阻之，另服止血套药，愈后变证百出。"

此外陈修园根据血症的不同症状，采用相应的用药方法，效果很好。如《时方妙用》记录道：

外感吐血，先见头痛，恶寒，发热等症，必取微汗则愈，宜香苏饮加荆芥穗一钱，丹皮、白芍各一钱五分。

凡人不避暑热，及过食煿炙之物，以致血热妄行，宜四生丸。

瘀血而吐，必先胸痛，血色必紫，或黑而成块，脉必滞涩，宜四物汤加醋炒大黄、桃仁、丹皮、香附各一钱五分。如紫血尽，鲜血见，即用六君子汤加当归调之九窍。

伤寒及温病，应发汗而不汗之，内热蓄血，及鼻衄，吐血不尽，内余瘀血，大便黑，面黄，宜犀角地黄汤。

血症有不宜刚燥之剂者，或血虚烦渴，燥热，睡瘱不宁，五心烦热，宜圣愈汤。

舌上出血如孔钻者，煎香薷汁服，外用槐花炒研掺，蒲黄炭亦可掺之。

齿龈血出，用生竹茹四两，醋浸一宿，含之。

牙缝出血，以纸纤蘸干蟾酥少许，于出血处按之立止。

满口齿血出，枸杞子为末，煎汤漱之，然后吞下，根亦可。

鼻衄，用生茅花或根一两，煎服。

血淋，尿血，用苎麻根十枚，水煎服。又用海螵蛸、干地黄、赤茯苓各等分为末，每服三钱，以柏叶、车前子煎汤下。又用乱发烧灰，入麝香少许，用米醋、温汤调下，如痛不可当，以藕汁、萝卜汁、白蜜调下。又房劳伤小便尿血，宜鹿角胶半两，没药另研，麻油头发绳各三钱，为末，茅根汁打面糊丸，梧桐子大，每服五十丸，盐汤下。

下血，先便后血为远血，用灶中黄土八钱，甘草、生地、白术、熟附子、阿胶、黄芩各一钱五分，水煎服，名黄土汤。下血，先血后便为近血，宜赤小豆三两（浸令出芽，晒），当归一两，共为末，以浆水服一钱五分，日三服，名赤小豆当归散。大便下血不止，诸药不效者，宜济生乌梅丸。

皮肤血汗，宜郁李仁（去皮，研）二钱，以鹅梨汁调淡盐汤。人中白焙干，入麝香少许，温酒调服，立效。又用六味地黄汤加五味一钱，麦门冬、川续断各二钱。

诸窍出血，宜头发、败棕、陈莲蓬各等分，俱烧灰研，每服三钱，木香汤下。

妇人血崩，审其寒热虚实，照以上诸方择用。若脱血之顷，不省人事，大汗不止者，宜参附汤（贫者，以当归补血汤加熟附子二三钱）。

大吐、大衄、大崩之症，血若稍止，急用独参汤服。服后听其熟睡，切勿惊醒，则阴血复生矣。

2. 常用方药

（1）麻黄人参芍药汤

主治：吐血外感寒邪，内虚蕴热。

组成：桂枝五分，麻黄、黄芪、炙甘草、白芍、人参、麦冬各三分，五味子五粒，当归五分，水煎，热服。

（2）甘草干姜汤

组成：炙甘草四钱，干姜二钱（炮），水二杯，煎八分服。

（3）柏叶汤

主治：吐血不止。

组成：柏叶（生用）三钱（无生者，用干者二钱），干姜一钱，艾叶（生用）二钱（如无生者，用干一钱），水四杯，取马通二杯，煎一杯服。如无马通，以童便二杯，煎八分服。

（4）黄土汤

主治：先便后血为远血。亦治衄血、吐血不止。

组成：灶心黄土八钱，原方四钱，生地、黄芩、甘草、阿胶、白术、附子（炮）各一钱五分，水三杯，煎八分服。

（5）赤小豆散

主治：先血后便为近血。

组成：赤小豆（浸令出芽，晒干）一两，当归四钱，共研末，每服三钱，浆水下（即洗米水，三日后有酸味是也）。

方义：凡止血标药可随宜作引，血余灰（可用一二两同煎，诸血皆验）。栀子、茜草、干侧柏治上血，槐花、生地黄、乌梅、续断治血崩。凡下血及血痢，口渴、后重、脉洪有力者为火盛。可用苦参子去壳，仁勿破，外以龙眼肉包之，空腹以仓米汤送下九粒，一日二三服，渐至十四粒，二日效。

（十一）消渴

消渴，亦称三消证，上消者口渴不止，治以人参白虎汤；中消，食入即饥，治以调胃承气汤；下消，饮一溲二，治以肾气丸。心移热于肺，传为鬲消，昔医名为上消。大肠移热于胃，善食而瘦，昔医谓为中消。下消者，烦躁引饮，耳轮焦干，小便如膏。

1. 诊治经验

（1）消渴病机在脾胃肾

《金匮要略》论消渴曰："能食而渴者，重在二阳论治。以手太阳主津液，足太阳主血也。""饮一溲一者，重在少阴论治。以肾气虚不能收摄，则水直下趋，肾气虚不能蒸动，则水不能上济也。""不能食而气冲者，重在厥阴论治。以一身中唯肝火最横，燔灼无忌，耗伤津液，而为消渴也。"陈修园认为《金匮要略》论消渴，开口即揭此要旨。《医学从众录》也认为："有脾不能为胃行其津液，肺不能通调水道而为消渴者，人但知以清润治之，而不知脾喜燥而肺恶寒。试观泄泻者必渴，此因水津不能上输而惟下泄故尔。以燥脾之药治之，水液上升即不渴矣。"可见，消渴病形成主要由于脾胃肾功能失常，脾不能为胃行其津液，肾气虚不能收摄。

（2）理脾补肾以"生津液"

陈修园在《医学实在易》中谈了对生津养液的看法："盖彼既以津液为重，亦知津液本吾身之真水乎！水不自生，一由气化，一由火致。黄芪六一汤取气化为水之义也，崔氏肾气丸取火能致水之义也。七味白术散，方中有藿木之香燥，而《金匮翼》谓其大能生津。理中汤方中有干姜之辛热，而侣山堂谓其上升水液，此理甚微，非浅学者所能解。若以滋润甘寒为生津养液，实所以涸津液之源，而速其死也。"由此可见，治疗消渴当遵气化为水、火能致水两个途径。

①理脾之法

以燥脾之药治之。张隐庵《消渴论》提出："有脾不能为胃行其津液，肺不能通调水道，而为消渴者，人但知以清凉药治消，而不知脾喜燥而肺恶寒。诚观泄泻者必渴，此因水津不能上输而惟下泄，故而以燥脾之药治之，水液上升，即不渴矣。故以凉润治渴，人皆知之；以燥热治渴，人所不知也。"陈修园燥脾之药用药经验是"每用理中丸汤倍白术加栝楼根，神效。"(《医学三字经》) 理中汤是温补脾阳的方，倍用白术可以增加燥脾的效果。运用燥脾之法，助脾恢复健运气化功能，就可以使津液输布正常，起到生津液的作用。

②补肾之法

陈修园引述赵养葵的思想"治消无分上中下，先以治肾为急"，用六味丸料一斤，加肉桂一两，五味子一两。水煎六七碗。恣意冷冻饮料之，熟睡而渴如失矣。

他赞同喻嘉言的"肾者，胃之关也。关门不开，则水无输泄而为肿满。关门不闭，则水无底止，而为消渴"。主张用金匮肾气丸蒸动精水，上承君火，而止其下入之阳光。此外，还有白茯苓丸治肾消方。喻嘉言治验加犀角一两，又以六味丸加犀角收功。与八味地黄丸，一阴一阳，相为表里，皆为神方。

2. 常用方药

（1）玉泉散

主治：消渴。

组成：白甘葛、天花粉、麦冬、生地、五味子、甘草各等分，水煎服。

（2）还津丸

作用：止渴生津。

组成：霜梅、乌梅各二十五枚（俱去核），薄荷末一两，冰片一分五厘，硼砂一分五厘，共研极细末为丸，每含一丸。

（3）消渴润燥方

组成：白蜜、人乳酥各一斤，可溶化一处，每日不拘时服。

（4）缫丝汤

主治：消渴。

组成：用缫丝汤饮之。

（5）肾气丸

组成：干地黄八两，山药、山茱萸各四两，泽泻、丹皮、茯苓各三两，桂枝一两，附子一枚（炮），上八味，末之，炼蜜和丸梧子大，酒下十五丸，加至二十丸，日再服。

（6）麦门冬汤

组成：麦门冬四钱，半夏一钱五分，人参二钱，粳米四钱，炙甘草一钱，大枣二枚，水二杯，煎八分，温服。

（7）麻仁丸

组成：火麻仁二两，芍药、枳实各五钱，大黄、厚朴各一两，研末，炼蜜丸如桐子大，每服十丸，米饮下，以知为度。

（十二）疟病

疟疾，寒热往来有定候，其邪主于少阳之经。《素问·疟论》写道：夫痎疟皆生于风。《素问·生气通天论》曰："夏伤于暑，秋为痎疟。"

1. 诊治经验

陈修园提出疟疾须辨阴阳、顺逆、深浅，在《医学三字经》中具体写道："寒热往来有定候，一日一发者邪浅，二日一发者邪深，三日一发者邪更深。""疟三日一作，时医名三阴疟，留连难愈。"先寒后热者为顺，先热后寒者为逆。自子至午发者为阳，自午至子发者为阴。

疟病的分型，《时方妙用》《医学三字经》《医学实在易》《医学从众录》

的记载略有不同，大致可分为：单寒无热者名牡疟，为纯阴病。单热无寒为瘅疟，为纯阳病。疟病因劳（劳役饥饱过度）而发者名劳疟，因食而发者名食疟，更有鬼疟为崇病，瘴疟疾感岚气而成。寒多热少为寒疟，单寒无热为牝疟，热多寒少为热疟（或先热后寒为热疟），无非阴阳之造其偏也，久疟心腹有块者名疟母。

不同类型的疟疾，其病机皆以少阳一经为主，因为少阳经处阴阳之界。偏阴则寒多，偏阳则热多，阴阳俱病，则出现寒热。单寒单热，为阴阳偏造具极，即崇疟、瘴疟，亦阳气之虚，正虚不能胜邪，内虚不能御外，脾胃之阳虚，不能腐熟水谷，不离少阳一经。

在诊断上，陈修园更重视弦脉。《医学从众录》曾记载：仲景以"弦"脉为代表赅括疟疾的脉象。若现浮弦是表邪；现沉而弦是里邪；若迟而弦属寒；数弦为痰饮；洪而弦属热；实而弦为食积。久疟之脉若现渐缓则垂愈，若弦紧则危殆，土败双弦，代散莫救。

在治疗上，主张补脾，久疟兼补肾。陈修园认为治疟虽分五脏，但以补脾为主。久疟不愈，或者三阴疟三日一作，分五脏之虚，施以温补。当然，治疟虽然分五脏，但只以补脾为主。土为万物之母，补脾土，五脏六腑皆受益。而且疟疾是属少阳之邪，可采用扶弱抑强之法。陈修园赞同张心在《附经》中有的"三阳交于胆，三阴交于脾，三阳之疟治胆，三阴之疟治脾"的主张。

久疟不愈，必求之肾。肾水不足，热多者，六味丸加味主之；肾火不足，寒多者，八味丸加味主之。

陈修园认为："凡病穷必及肾，间服桂附八味丸以补其肾，是为王道治法。王太仆消阴制阳等注，千古不刊之论。赵养葵遵之，以八味丸益火之源，六味丸壮水之主，久疟多以此法收功。"高鼓峰曾记载用八味地黄丸治疟的医案，"余治一人三阴疟不愈，令吞八味丸，服人参养荣汤，冬至日再加附子一钱，至半夜汗出而愈。汗出者阳回之兆，亦邪解之征也。愈于冬至日者以阳生而阴退也"（《医学从众录》）。

陈修园治疗疟疾有以下特点：

（1）善用小柴胡汤

陈修园认为治疟疾时，要善用"小柴胡汤"。使用柴胡汤时，需要根据疟疾的发病情况适当加减，但是无论怎样加减，"方中柴胡一味，少则用四钱，多则用八钱，切不可少此一味"（《时方妙用》）。

具体加减在《医学三字经》中记载道："初起俱宜小柴胡汤，一日一服，五日必愈。凡初起无汗，去人参，加桂枝三钱。服后食热粥，温覆微似汗则愈。未愈再服之，有利无弊，切勿惑于浅人之说。若发热甚，汗不出，可加麻黄三钱。如病家惑于邪说，牢不可破，即以杏仁、紫苏、防风各三钱代麻黄，服后温覆微似汗，不用食粥。上下午疟，不必过分。惟以寒多者属阴盛，加桂枝三钱，生姜宜倍用之，或再加吴萸三钱。单寒无热者，亦用此法或去黄芩，再加熟附子三钱。热多者属阳盛，加知母、贝母各三钱。汗多而大渴大热者，加生石膏五钱，麦冬三钱，粳米四钱。单热无寒者，亦用此法，或再加知母三钱。先热后寒者名瘅疟，治同，宜加桂枝二钱。"这个经验是从《金匮要略》白虎加桂枝汤中模仿出来的。

（2）随证论治

对于特殊的疟疾，陈修园的经验是随证论治。

如《医学三字经》有："鬼疟，脉乍大乍小，加藿香二钱，以香为天地之正气，正能胜邪也，天麻三钱，以天麻之形如魁芋，有二十四子周环于外，其苗名赤箭，取弧矢以示威之义也。瘴疟，加苍术、藿香各二钱。食疟，以平胃散采入柴胡一味为君，融合二方为一方，即前人复方法也。劳疟，是虚人不能耐劳而病疟，宜小柴胡汤原方去半夏，加瓜蒌根二钱，或佐以补中益气汤。"

治疗疟疾时，只要是出现口渴，就去半夏加瓜蒌根以生津液。凡是治疗疟疾，欲急于取效，等疟疾发作三次之后，用小柴胡汤加常山三钱，寅时服，渣再煎，于辰时再服，如吐，任其吐去痰涎自愈。

（3）自拟方

余每合川山甲、金银花三味，取其通达经络，又以人参、当归、白术、何首乌之类，择用一二两为君。于疟未出时，服之多愈。

2. 常用方药

（1）二陈汤

组成：茯苓四钱，半夏二钱五分，陈皮一钱五分，炙草一钱，加生姜四片，枣三枚，水煎服。

（2）平胃散

主治：脾胃不调，心腹痞满，吞酸嗳腐，泻痢，瘴疟，不服水土等症。

组成：苍术三钱（炒），陈皮、厚朴各二钱（炒），炙草一钱，加生姜五片，水煎服。

（3）小柴胡汤

主治：胁痛、口苦、耳聋、咽干、头痛在侧、呕逆、寒热往来等症。

组成：柴胡四钱，人参、黄芩、生姜、炙草各一钱五分，大枣二枚，半夏（洗）二钱五。

（4）六君子汤

主治：脾虚痰盛，为温补之良药。

组成：人参、白术、茯苓、半夏各二钱，陈皮、炙草各一钱，生姜三片，枣二枚。

（5）补中益气汤

组成：黄芪二钱（蜜炙），人参、白术、当归、陈皮、甘草各一钱，川升麻、柴胡各三分。

（十三）痢疾

痢疾，是伏邪之为病。比如夏天受到了非时之小寒，或者贪凉而多食瓜果。胃性喜寒，初不觉病，时间长了则郁而为热，从小肠以传大肠。大肠喜热，又不觉其病。到了秋后，因秋天的燥气，或感受到凉气，或者因为饮食失节，引动伏邪，出现暴泻，里急后重，脓血赤白，小腹疼痛，甚则为噤口不食等危证。

1. 诊治经验

陈修园曾经目睹有些医生不明痢疾的病因，以为是"偏寒偏热，主补主攻"，流连致死。因而心中焦虑、悲伤。于是对《内经》、仲景之书反复揣摩，大有所悟，基本上可以做到药到病除。

关于痢疾，在《太阴阳明论》中载："饮食不节，起居不时者，阴受之。阴受之则入五脏，入五脏则膜满闭塞，下为飧泄，久为肠澼。"《论疾诊尺篇》记为："春伤于风，夏生飧泄、肠澼。"《阴阳别论》认为："阴阳虚，肠澼死。"《气厥论》写道："肾移热于脾，传为虚，肠澼死。"陈修园认为《内经》所谓"肠澼"，就是今之下痢，方书又名滞下。本经《通评虚实论》："肠澼便血，身热则死，寒则生。"

陈修园赞同张隐庵在《医学真传》中的观点："凡痢疾初起，发热不休，非肌表有邪，即经络不和。"指出痢疾的主要症状：下痢秽浊胶黏，似脓似血，小腹隐痛，欲便不便，里急后重。在治疗上宜寒热合治。

（1）救逆之法

陈修园首先阐述了发热不休证治规律：脉浮为表邪，浮而兼大，是表邪浸于阳明之界而下利，仲景有葛根汤等方。发热不休，有感冒风寒，经络不和等原因，宜用桂枝汤、当归四逆汤，达到祛风寒调经络的目的；人参败毒散加老米，名仓廪汤亦是此意，但药力较轻薄。张隐庵《医学真传》载有：凡痢疾初起，发热不休，非肌表有邪，即经络不和。温散而调营卫，外邪一解，其痢自松。若概以为热，开手即用寒凉，多有陷入变剧者。

初病发热恶寒，香苏饮加防风川芎，以取微汗则愈。若重，须用桂枝汤、当归四逆汤之类。寒热往来多呕，必用小柴胡汤。若热多而口渴，小柴胡汤去半夏加栝楼根主之。发热不恶寒，里急后重，以葛根黄芩黄连甘草汤。照古法先煎葛根，后煎诸药，日服二三剂必愈。

腹痛不休的证治规律：若消渴，口中热，胸腹胀满坚实而拒按，是实症。可以择用三承气汤，或三一承气汤代之。若不渴，口中和，脉迟小而无力，或手足冷，腹痛而喜按，为虚寒证，非四逆汤不可。若腹痛而下痢重滞，再加生白芍三钱。如腹痛不止，虚烦而喜按，脉弦，宜小建中汤，服一时许，即以小柴胡汤去黄芩加白芍药继之，神效。

下痢的证治规律：若下奔鲜血，口渴便短，里急后重，脉盛，为火症，宜白头翁汤，一日二服。虚人及产后，加阿胶、甘草。下鲜血而非火症者，若血带黯而成块，属热者少，属寒者多，俱宜从脉症细辨之。若口中和，脉细，小便长，手足冷者，属虚寒，宜以理中汤加灶心土八钱。下血多者，宜间服黄土汤，一日二服，三日渐愈。这是因为脾胃如分金之炉，理中汤分其清浊，是治其本源也。屋漏水，即血水之黯滞不稠者，是虚寒证，误用寒凉攻破所致。若见咽痛，语言无序，半日必死，也可以用理中汤急救。

对于妇人新产即发痢者，可以用《金匮》白头翁汤加甘草、阿胶，产后宜照病用药，毫无顾忌。针对小儿出痘后即发痢的，是由于痘后失于过寒致死，也可以因病而药。

（2）恒法

治初起、久痢的经验：《医学从众录》记载："余每于此症初起，察其脉迟而细，手足俱冷，腹痛而里急后重者，以干姜二钱、附子一钱、吴萸一钱、当归三钱、炙甘草一钱、大黄、白芍各一钱五分温通之，久痢每以八味丸与补中益气汤间服收功。粟壳、诃子、赤石脂、肉豆蔻兜涩之药，不可早服。久痢亦不可废。"

治噤口痢的经验：人参一钱、石莲肉二钱，川连一钱，入生姜汁少许，缓缓呷之。或者使用《种福堂》中的五谷虫三钱，微炒研末，以米汤送下。

治休息痢的经验：若痢疾流连年而不愈，治愈后又发作，是兜涩太早，余邪未净。宜巴豆仁一钱，研去油净，当归一两、莱菔子五钱炒，同研为末。以冬蜜为丸，如桐子大，每空心以开水送下三丸至七丸，以竭其余邪，自愈。

治五色痢的经验：五色痢是精气受伤、五液不守之患，宜益火消阴，实脾堤水，兼分理其精气。陈修园常用藕汁煮熟，稍加糖霜频服，兼进多年陈米稀糜，调其胃气取效。

治痢证各家说法不一，张景岳主温，朱丹溪主凉，喻嘉言主发汗利水，陈修园强调痢证有藏寒府热、胃寒肠热之辨，故宜寒热合治。他认为仲景泻心汤，择用如神。

2. 推荐方药

（1）芍药汤

主治：赤白痢，里急后重。初起三日内用之。

组成：芍药三钱，当归、黄芩、黄连、枳壳、槟榔、甘草各一钱，木香、肉桂各五分，水煎服，或以肉桂换干姜。

方义：此时医通用之方，大意以行血则便脓自愈，调气则后重自除，颇为合法。然肉桂宜换干姜，痢初起宜加大黄。

（2）真人养脏汤

主治：泻痢久病，脱肛，完谷不化等症。

组成：诃子（煨）一钱五分，罂粟壳（蜜炙）三钱，肉豆蔻（煨）五分，当归、白术（炒）、酒白芍各六分，木香二钱四分，肉桂八分（去皮），生甘草一钱八分，水煎服。

方义：脏寒甚，加附子一钱五分。此方妙在木香之多，则涩而不郁。

（3）葛根黄连黄芩甘草汤

组成：葛根四钱，黄芩、黄连各一钱五分，甘草一钱，水三杯，先煮葛根至一杯半，吹去沫，入诸药煎七分服，日二服，夜一服。

方义：此方治伤寒胁热下利而喘者，借用治下痢及热泻如神。

（4）理中汤

主治：心腹诸痛及吐泻等症。

组成：人参、白术、干姜、炙草各三钱，水煎服。

（5）香连丸

组成：黄连六两，木香一两，上二味共为末，水泛为丸，梧子大。每服二三钱，米汤送下。

（6）桃花汤

主治：少阴下利。

组成：赤石脂一两六钱（留六钱研末），干姜一钱，粳米五钱，作一服，水煎，调入石脂末服，日夜作三服。

方义：病在肾，肾为先天之本。天惟石可以补之。仲景此方独具女娲手段。

（7）当归四逆汤

主治：厥阴伤寒，手足厥冷，脉细欲绝者。

组成：当归、白芍、桂枝各二钱，炙草、细辛、木通各一钱，大枣四枚，水煎服。寒者，加生姜、吴茱萸各二钱，酒水各半煎。

（8）仓廪汤

主治：治噤口痢。

组成：人参败毒散加陈米三四钱。羌活、独活、前胡、柴胡、川芎、枳壳、茯苓、桔梗、人参以上各一钱，甘草一分，水二杯，加生姜三片，煎七分服，加陈仓米名仓廪汤。

方义：喻嘉言最重视人参败毒散，此方令人微汗则阳气升，而陷者举矣。陈修园每用此方加陈仓米四钱，或加黄芩、黄连，屡用屡效。

（9）小柴胡汤

组成：柴胡四钱，人参、黄芩、炙草、生姜各一钱，半夏二钱，大枣二枚，水二钟，煎一钟，去滓，再煎八分，温服，一日夜作三服。胸中烦而不呕者，去半夏、人参加瓜蒌二钱。渴者，去半夏，加人参七分，栝楼根二钱。腹中痛者，去黄芩，加芍药一钱半。胁下痞硬，去大枣，加牡蛎二钱。心下悸，小便不利者，去黄芩，加茯苓一钱。不渴，外有微热者，去人参，加桂枝一钱五分。温覆取微似汗愈。咳者，去人参、大枣、生姜，加五味子一钱、干姜一钱五分。

（10）大承气汤

组成：大黄二钱（酒润），厚朴四钱，枳实、芒硝各二钱，水三杯，先煮枳实、厚朴至一杯半，去滓，纳大黄；煮一杯，去滓，纳芒硝，微火煮一二沸服。得下，勿再服。

（11）羊脂煎

主治：久痢不瘥。

组成：羊脂一棋子大，白蜡二棋子大，黄连（末）一升，酢（取稠），蜜（炙，七合煎取五合），乌梅肉二两，乱发炭（洗去垢腻，烧末一升）。

上七味，合内砂锅中，汤上煎之，搅可丸饮用，如桐子大，三十丸，日三，棋子大小如方寸匕。

方义：张石顽曰：羊脂性滑利人，《千金》用治久痢不瘥，专取滑利以通虚中留滞也。其后且有羊脂阿胶蜜蜡黍米作粥方，深得炎帝《本经》补中寓泻之意。

（十四）疫疠

陈修园认为疫疠传播有两条途径：在天、在人；治疗的办法主药有五种：发汗、解秽、清火、攻下、补养托邪。如春天应温而反寒，夏应热而反凉，秋应凉而反热，冬应寒而反温，天气异常，非其时而有其气，病邪从经络而入，出现头痛发热咳嗽，颈肿发颐，大头风之类，这类天气异常导致的疫疠是在天之疫也。如果一人得病，传染一室；一室生病，传染一乡及阖邑。病气秽气，互相传染。这种传染的方式是气从口鼻而入，即通过口鼻传染。其症有憎寒壮热，胸膈饱闷，口吐黄涎，这是人之疫以气相感。

1. 诊治经验

（1）证治规律

天气异常出现的疫疠，邪从经络入，仍从经络出，以发汗为去路。寒多者，治以辛温，宜五积散；热多者，治以辛凉，宜九味羌活汤。气虚不能出汗者，宜人参败毒散；热甚格邪，不出汗者，宜防风通圣散。若发颐及大头症，是风火相乘而为毒，宜防风通圣散加牛蒡子、金银花、桔梗、贝母、瓜蒌仁之类。

在人之疫，邪从口鼻入，仍从口鼻出，以解秽为去路。香苏饮加玉竹、川芎、忍冬；或神术散加葛根、葱头；或藿香正气散之类。

经络口鼻所受之邪，传于阳明之经，以清火为去路。用甘露饮，生其津用人参白虎汤，以清阳明散漫之热。

邪入胃腑，则为谵语发狂，大便实，小腹拒按等症，以攻下为去路，三一承气汤下之，或者防风通圣散。陈修园认为这是治疗疫症的第一良方，用之得法，不论新久，头头是道。

虚人患疫，或病久变虚，或误治变虚，以补养托邪为去路，用四物汤、四君子汤、补中益气汤等加减。

简而言之，陈修园认为治疫症必从大汗而解。

（2）重视预防疫疠，提出预防方法

陈修园重视疫疠防治，他提倡疫疠要"节欲节劳，仍勿忍饥，以受其气"的预防原则。

2. 常用方药

（1）人参败毒散

主治：瘟疫及四时感冒，并治噤口恶痢。

组成：人参、柴胡、前胡、羌活、独活、川芎、茯苓、桔梗、枳壳各一钱五分，甘草八分，加生姜三片，水煎服。若体壮者，止用加味香苏饮，去蔓荆子，加玉竹三五钱。

（2）防风通圣散

主治：热风卒中，外而经络手足瘫痪，内而脏腑二便闭塞，用此两解之。较之三化汤较妥，亦为类中风实火治法。所用表药，火郁发之之义也；所用下药，釜下抽薪之义也。

组成：防风、荆芥、连翘、麻黄、薄荷、川芎、当归、白芍、白术、山栀、大黄、芒硝各五分，黄芩、石膏、桔梗各一钱，甘草二钱，滑石三钱，水二杯，加生姜三片，煎八分服。自利去硝、黄。自汗去麻黄加桂枝。涎嗽加半夏、五味。

（3）藿香正气散

主治：外受四时不正之气，内停饮食，头痛寒热。或霍乱吐泻，或作疟疾。

组成：藿香、白芷、大腹皮、紫苏、茯苓各三两，陈皮、白术、厚朴、半夏曲、桔梗各二两，甘草一两，每服五钱，加姜、枣煎。

（4）神圣辟瘟丹

神圣辟瘟丹，留传在世间，正元焚一炷，四季保平安。（此歌出聂久吾）

组成：羌活、独活、白芷、香附、大黄、甘松、山奈、赤箭、雄黄各等分，苍术（倍用），前为末，面糊为丸弹子大，黄丹为衣，晒干。正月初一侵晨，焚一炷辟瘟。

（5）加味香苏饮

主治：四时感冒风寒。

组成：紫苏叶三钱，香附二钱（研），陈皮、川芎、蔓荆子、防风、秦艽、荆芥各一钱五分，甘草一钱，加生姜五片，葱白二根，水二杯半，煎八分温服，覆取微汗。如伤风自汗，去葱白、荆芥，加大枣二枚，一日夜作两服。此方代桂枝汤、麻黄汤，时人喜其平稳。

（6）白虎汤

主治：大热大渴，自汗之症。

组成：石膏（生研）八钱，知母三钱，甘草一钱，粳米四钱，水煎服。加人参一钱五分，名人参白虎汤，日夜作三服。

（7）三一承气汤

主治：一切里实之证。

组成：大黄、芒硝、厚朴、枳实各二钱，甘草三钱，水煎后，入芒硝，不如三承气择用为当。

（8）四物汤

主治：统治妇人百病。

组成：当归身、熟地、白芍（酒炒）各三钱，川芎一钱五分，水三杯，煎八分服。加制香附二钱，研碎，炙草一钱。

（十五）暑症

1.诊治经验

暑症分轻重，轻的为伤暑，重的称中暑。暑症"动以得之、静以得之"，其中"动以得之"，主要是长途赤日，荷重作劳。"静以得之"，指避暑于深堂大厦，为阴寒所遏。

症状：口渴、心烦、溺赤、身热、脉洪而虚。

与伤寒比较：恶寒与伤寒同，而发热较伤寒倍盛。虽同伤寒，而心烦以别之，且伤寒脉盛，伤暑脉虚。

2. 推荐方药

（1）消暑丸

主治：中暑昏闷不醒并伏暑停食吐泻。

组成：半夏四两（醋煮），茯苓、甘草各二两，共为末，以生姜汁为丸，如绿豆大，每服五六十丸，开水送下。若昏愦不醒者，研碎灌之，立苏。此孙真人之神方也。被陈修园命名为暑症第一神方。

（2）补中益气汤

主治：疰夏症组成：照《薛氏医案》，去升麻、柴胡，加麦冬一钱五分，五味、黄柏各五分，炮姜三分，服三四剂。

（3）六一散

主治：一切暑病。

组成：滑石六两，甘草一两，研末，每服三钱，井花水下，或灯草汤下。

（4）白虎汤

主治：伤暑大渴、大汗之证。

石膏八钱（碎，绵裹），知母三钱，炙草一钱，粳米四钱，水三杯，煎一杯，温服。加人参者，以暑伤元气也。加苍术者，治身热足冷，以暑必挟湿也。

（5）香薷饮

主治：伤暑，发热、身痛、口燥、舌干、吐泻。

组成：甘草一钱，厚朴一钱五分，扁豆二钱，香薷四钱，水二杯，煎八分，冷服或温服。泻利加茯苓、白术。呕吐加半夏。暑气发搐加羌活、秦艽。

（6）大顺散

主治：阴暑，即畏热贪凉之病。

组成：干姜一钱（炒），甘草八分（炒），杏仁（去皮尖）六分（炒），肉六分，共为细末，每服三钱，水一杯，煎七分服。如烦躁，井花水调下一钱半。

（7）生脉散

主治：却暑良方。

组成：人参一钱，麦冬三钱，五味一钱，水一杯，煎七分服。

（8）清暑益气汤

组成：炙芪一钱五分，人参、白术、苍术、青皮、陈皮、麦冬、猪苓、黄柏各五分，干葛、泽泻各二钱，神曲八分，五味、炙草各三分，升麻三分，加生姜三片，大枣二枚，水二杯，煎七分服。

（9）一物瓜蒂汤

组成：瓜蒂二十个，水二杯，煎八分服。

（10）时疫急救方

①田中干泥圈脐方

主治：中暑昏眩，烦闷欲绝，急救法。

取田中干泥，做一圈，堆在病患肚上。使少壮人撒尿于泥圈肚脐中，片时即得生苏矣，后不可饮冷汤，须进温米汤。

②盐姜汤

主治：伤暑霍乱，上不得吐，下不得泻，身出冷汗，危在顷刻者。

组成：食盐一两，生姜五钱，切片，同炒变色，以水一大碗煎服，吐出自愈。不可热服，好后切不可遽吃饭食，俟饿极后，方可吃稀粥。

③取新汲水法

主治：中暑昏眩，烦闷欲绝，急救。

挖地深三尺，取新汲水倾入坑内，搅浊，饮数瓯即愈。

（十六）头痛

头痛分短暂，暂痛者必因邪气，久痛者必因元气。但暂病者，有外感头痛，有火邪头痛。久病者，有阴虚头痛，有阳虚头痛。陈修园补充认为："然亦有暂病而虚者，久病而实者，又当因脉因证而详察之，不可执也。"

1. 临证经验

（1）六经头痛论治

①病位

头痛详于《伤寒》。太阳痛在后，阳明痛在前，少阳痛在侧。

②证治经验

太阳痛在脑后，必连项强，宜九味羌活汤，加葱白三根。

阳明痛在额前，必连目眶，宜升麻葛根汤。

少阳痛在侧，必兼两胁痛多呕，宜逍遥散，去白术，加半夏黄芩川芎。

太阴无头痛，然湿土动而生痰，亦为头痛，宜二陈汤加制南星苍术川芎。

少阴头痛，脉细俱欲寐，宜五积散，加细辛附子。

厥阴头痛如破，干呕吐涎沫，宜吴茱萸二钱、人参一钱五分、生姜四钱、大枣四枚，水煎服，名吴茱萸汤。

（2）分型治疗经验

①火邪头痛，火盛者宜竹叶石膏汤加减，如火势轻者，只用辛凉之品，火郁发之之义也。宜加味逍遥散，加葛根二钱酒炒，黄柏一钱，薄荷五分。

②气实有痰，或头重眩晕，用大黄酒炒三遍为末，茶调三钱服，此釜下抽薪之法也。

③偏头痛，宜二陈汤，偏在右者，宜沙参一两酒炒，黄芩黄连川芎防风制南星之类，偏在左者，加当归一两。

④气虚头痛，宜补中益气汤，少加川芎蔓荆子之类。

⑤血虚头痛，宜四物汤，倍川芎，加黄柏、知母，少加蔓荆子、细辛之类。当归补血汤加鹿茸五钱，水酒各半煎。

⑥眉棱角痛，宜半夏六钱，生姜三片，水煎。调沉香末五分服。

⑦真头痛，痛甚，脑尽痛，手足寒至节不治，然不忍坐视其死，急灸百会，吞黑锡丹。（惟真头痛，痛甚，脑尽痛，手足寒至节，不治。骆龙吉用三五七散救之，其方附子三两，山茱萸五两，干山药七两，为末，食后，姜枣汤调下三钱是也。或以吴茱萸大剂，镇厥阴之逆，以厥阴之脉会于巅故也，可救十中之一。）

⑧肾虚头痛，诸药不效，宜六味汤去丹泽，加枸杞三钱，炙甘草、细辛各一钱，川芎二钱，肉苁蓉三钱五分。如命门火虚者，用八味汤，加减如上法。

（3）自拟白通汤

陈修园在《医学实在易》中自拟白通汤治阳虚头痛，倍加附子，治疗头痛，效果极佳。陈修园认为："阳气起于下焦，妙在重用附子之辛热，在下以启之，干姜从中以接之，葱白自上以通之，可以救十中之一。"

（4）外治法

①熏蒸法

熏蒸法是治疗头痛最有效的方式之一。具体方法：川芎半两，晚蚕砂二两，僵蚕如患年岁之数。以水五碗，煎至三碗，就砂锅中以浓纸糊满，中间开钱大一孔，取药气熏蒸痛处，每日一次。虽年久者，三五次永不再发。

②香气透达法

平时置新鲜木瓜于枕边，取香气透达，引散肝风，亦良法也。

③针刺法

又头风有偏正之殊，其病皆在少阳阳明之络，以毫针刺痛处数穴，立效。

④灌鼻法

以生莱菔捣汁，令患者仰卧，以汁灌鼻中。左痛灌右，右痛灌左右俱痛，俱灌之。

2. 常用方药

（1）逍遥散

主治：一切郁病，寒热往来，及头痛，妇人经水不调。

组成：柴胡、当归、芍药、白术、茯苓各一钱半，炙草八分，薄荷五分，水煎服。

（2）当归补血汤

主治：血虚发热如神。经云：脉虚则血虚，血虚则发热，证象白虎，惟脉不长实。

组成：炙芪一两，当归二钱，水煎服。

方义：尤氏《金匮翼》有生地黄五钱，甘草一钱。

（3）左归饮

主治：肾水大虚，能治六味丸所不能治之证，妙在甘草大甘，从脾以输精于肾也。

组成：熟地四五钱或一两，山药、山茱肉各二钱或三钱，茯苓二钱，枸杞二三钱，炙草一钱或二钱，水煎服。去茯苓、炙草，加菟丝子、龟胶、鹿胶、牛膝，蜜丸，名左归丸。

（4）吴茱萸汤

主治：阳明食谷欲呕、干呕、吐涎沫，少阴吐利、烦躁欲死者，头痛如破者。

组成：吴茱萸（泡）二钱半，人参一钱半，生姜五钱，加大枣五枚，水煎服。

（5）清震汤

主治：雷头风、头面疙瘩、憎寒拘急、发热、状如伤寒。疙瘩宜刺出血。

组成：升麻二钱，苍术四钱，荷叶全者一个，水煎，食后服。

（6）透顶散

主治：偏正头风，远年近日皆效，并治鼻塞不闻香臭。

组成：细辛三茎，瓜蒂、丁香、糯米各七粒（一作赤小豆），龙脑半分，麝香一分，研末，置小口罐中，紧塞罐口，令患人口含清水，随左右搐一豆大于鼻中，良久，涎出即安。不愈，三日后再搐。孙男心典按：此本《金匮》纳药鼻中取黄涎之法，酒客多湿、头重者宜之。

又法，治偏正头风，以生莱菔捣汁，令患者仰卧，以汁灌鼻中，左痛灌右，右痛灌左，左右俱痛俱灌之。

（十七）泄泻

泄泻之证，《内经》所谓湿胜则濡泄是也。宜以胃苓汤为主。泄泻的主要病因是湿邪，《内经》认为"湿胜则濡泻"，《医学从众录》总结为："泄泻之症有五，而总不离于湿。"五泄："胃泄、脾泄、大肠泄、小肠泄、大瘕泄（即痢疾）。"

论治以"虚实久暂"为分辨原则。陈修园的经验："脉小，手足寒难已；脉小，手足温易已；泄而脱血，难治；泄而脉大，难治。"

1. 临证经验

泄泻治疗有恒法与变通活法之分。

（1）恒法

《内经》云：湿胜则濡泄，此为泻病之总论。宜平胃散，加茯苓、猪苓、泽泻、白术、桂枝，名胃苓汤，统治诸泻如神。

加味平胃散、四神丸、温补脾肾元气主方、胃关煎等亦是常用方剂。

（2）变通活法

①通因通用

久泻之人，若服温补及固涩之药依然不止；或愈而又复作；或既愈，次年又应期而作，都是因为痼冷在肠中未除，宜通因通用之法，必先去之，然后调治。

常用方剂：平胃散去苍术加干姜、肉桂、附子、大黄，或者用《本事方》的温脾汤。

②润肠肺　清源流

感秋金燥气，始则咳嗽，久则往来寒热，泄泻无度，服温补药更甚，或完谷不化，有似虚寒，而不知肺中之热，无处可宣，急奔大肠，食入则不待传化而直出，食不入则肠中之垢，亦随气奔而出，是以泻利无休。

宜以黄芩、地骨皮、甘草、杏仁、阿胶润肺之药，兼润其肠，则源流俱清。寒热咳嗽泄泻，一齐俱止矣。

③泻久亡阴　须养阴

泻久亡阴，过服香燥之品，发热口渴，微喘汗出，烦躁，阴气虚尽，阳气不能久留，宜采用喻嘉言急养其阴法，用阿胶、地黄、门冬等类，熬膏三四斤，日服十余次，半月见效，另制补脾药末善后，痊愈。

④久暂论治

泄泻初起，只以平胃散加猪苓、泽泻治之即可。大抵初泻与泻之未甚，宜利水，次补脾。如果久泻大泻，应该补肾，以胃关煎、八味丸之类为主，兼服补中益气汤。

⑤五更泄

五更泄，又名脾肾泻，当以温补肾元为主。其特点："五更天将明时，必洞泻一二次，名曰脾肾泄，难治。盖以肾旺于亥子，今肾大虚，闭藏失职，故五更之时而特甚也。亦谓之脾者，以泄泻之时，一定不移，五行之土，犹五常之信也。"因此采用四神丸加味治疗。关于四神丸，《医学三字经》中有"**四神丸加白术、人参、干姜、附子、茯苓、罂粟壳之类为丸，久服方效**"。**陈修园**在《医学从众录》中记载了"四神丸"方，同时还记录了同乡林祖成自制的"**六神丸**"。其云："乡前辈林公讳祖成，加白术八两、罂粟壳二两、肉桂一两，醋调炒**米粉为丸，名六神丸**，治同。再加杜仲四两、茯苓四两，名固肾启脾丸。**自注云**：久服此丸，俾脾元足而营卫运，斯分消之力旺，肾元足而开合神，**斯固摄之权行**。"

治疗泄泻，陈修园曾自拟验方，其云："余新悟出一方，有泻心之意。上可消痞，下可止泻。肠热胃寒，能分走而各尽其长。非有他方，即伤寒厥阴条之乌梅丸也，屡用屡验。"

2. 常用方药

（1）**胃苓汤**

主治：诸泄及肿胀腹痛等症。

组成：茯苓、猪苓、泽泻、白术、桂枝、苍术、厚朴、陈皮各一钱五分，炙草八分，加生姜三片，水煎服。

（2）**四神丸**

主治：五更至天明腹痛而泻，**有定候**，名脾肾泻。又通治久泻。

组成：补骨脂四两（酒炒），肉豆蔻（面煨，去油）、五味子各二两，吴茱萸（**汤泡**）一两，以大枣八十一粒，生姜四两，同煮烂，去皮核，和为丸，如梧子大，临睡以米汤送**下四钱**。去肉豆蔻加人参、茯苓、干姜、附子、罂粟壳，以米汤泛丸更妙。

（3）《**圣济**》附子丸

主治：洞泄寒中，注下水谷，**或痢**赤白，食已即出，食物不消。

组成：**黄连**、乌梅肉各三两，干姜、附子（炮）各一两五钱，炼蜜丸，每服三钱，**米汤下**，日二服。

（4）千金温脾汤

主治：积久热痢赤白。

组成：大黄四钱，人参、甘草各二钱，熟附子一钱（炮），干姜二钱，水煎温服。冷痢去甘草，加桂心三钱，倍人参、姜、附，减大黄一钱。

（十八）霍乱

霍乱吐泻，是由于中气虚寒，阴阳离错所致，夏季发生此症最多，常用理中汤。

1. 临证经验

（1）随证施治

陈修园对于霍乱的症状做了详细的叙述，针对不同症状，治疗方法也不尽相同。

霍乱头痛发热，身疼痛，热多欲饮水，以五苓散主之；藿香正气散、香薷饮不可轻用。

大汗出，内寒外热，四肢厥冷，脉微欲绝者，宜通脉四逆汤。

大吐大下，厥逆烦躁，手足拘挛，通脉四逆汤加猪胆汁、人尿以急救。

大吐大泻，腹部一阵紧似一阵，其人汗出如雨，身冷如冰，目眶塌陷，声音低小，鼻唇指甲青黑，手足挛急，甚至一身肌肉为大汗大下消脱不留。或但吐而不泻，或但泻而不吐，六脉沉伏，或六脉全无。救之之法，生死缓急，只争顷刻，不可有任何失误。

（2）慎用塘西痧药

霍乱不可用治痧之药。

痧是伏暑之证，临床表现为：欲吐不吐，欲泻不泻，心腹绞痛，窍道闭而不开，如以绳勒喉而死，故可以用塘西痧药治疗。取辛香走窜之品，佐以龙脑麝香，为实证大开大泄之峻剂。

霍乱是中气虚寒，阴阳离错所致，上吐下泻，守中之枢纽将断，此时如用塘西痧药，则守中之枢纽立断，故需慎用。陈修园曾感慨道："天灾流行，若辈奉天之令而行罚，故每言而病家必信，不然，此证而用痧药，其与砒鸩亦奚异哉！且误食砒鸩，以黄土水、绿豆浆、西瓜汁之类，尚可解救。若服塘西痧药，则无可解救矣。"

在陈修园生命的最后阶段，忍受病痛，命其子陈元犀录《千金》孙真人治霍乱吐下治中汤。陈元犀在《医学实在易》中写道："道光三年，家君年七十一岁，于三月初旬，右胁之旁生一疮疖，大约有二指长，不及一寸，其痛时竟如刀刺。城中诸外科无不延而诊之，每敷药而痛更甚。端午后肌肉渐消，饮食亦渐减，再后一月，日间只饮稀粥，多不过一二茶钟。新秋以后病转剧，烦躁不宁，日夜不得安枕，水米不能沾牙者十余日。犀不得已急备后事。忽于中秋夜半略醒，犀以米汤半杯饮之，更见饱胀。犀思天下岂有半月绝谷之人尚能生存之理，婉劝家君，每日强饮粥数匙。三日后，每早晚可进一茶杯，精神甫定，即命犀曰：我数年所著之书尚未完备，即霍乱吐泻二条，亦须重补。前三年患此病而死者十有八九，其实皆死于药。霍乱一证，今有无知辈以'绞肠痧'疾食谷则死之实证，妄名为'干霍乱'，以伤寒霍乱证名为'湿霍乱'，两峰相峙，其药互相通用，贻害岂止一二人乎！命录仲景理中汤、孙真人治中汤，一以正群言之失，亦以见古人立法之纯也。"

2. 常用方剂

（1）五苓散

主治：霍乱吐泻而渴者，太阳证悉具，口渴呕逆，小便不通等证。水肿证借用颇验。

组成：泽泻二两、白术、茯苓、猪苓各一两，桂枝七钱，共为末，以米饮调下三钱，多饮暖水以出汗。今人作小剂，水煎服。

（2）治中汤

组成：人参、干姜、白术、甘草各三两，上四味，㕮咀，以水八升，煮取三升，分三服，不瘥，频服三剂。**远行防霍乱，依前作丸**，如梧子大，服三十丸。如作散，服方寸匕，**酒服亦得**。若转筋者，**加石膏**三两。予恐石膏味薄，再加三两，合前成六两。

四、妇人病

陈修园认为："妇人之病与男子**俱同**，惟经、带、**胎前**、产后，当另立治法。"由此，《女科要旨》中将妇人科分为调经、**种子**、**胎前**、产后、杂病和外科。强调妇科诸证，重在脾胃。

（一）调经

1. 调经之法，重在脾胃

妇人以血为本，血之生化在于**脾胃**，陈修园论治妇人月经不调，注重脾胃。

陈修园开宗明义，从辨名入手，**从经血本源立论，解释**"月经"之名。他认为古人称"月经"为"月信"**不止称**谓确切，而且**月事之有无、多少、迟速，及一切治疗之原委，全都包括在"信"字之中。"夫五行之土，犹五常之信也。脾为阴土，胃为阳土，而皆属信**；信则以时而下，不愆其期。"脾胃和则血自生。

治疗月经病须辨阴阳，而"阴阳"在陈氏看来就是"**脾胃**"。他曾经这样写道："而余则以'阴阳'二字，**专指脾**胃而言。盖脾者，太阴之湿土也，不得阳明燥气以调之，则寒湿盛，**而阴独胜**。阴道常虚，即《内经》'卑监'之旨也。胃者，阳明之燥土也。**不得太阴之湿气以调之**，则燥热盛，而阳独胜，阳道常实，即《内经》**'敦阜'**之旨也。"至于**调脾**胃治疗月经病的主要方子就是四物汤加减。在《女科要旨》中陈修园认为："至于用方，以四物汤加香附、茯神、炙草为主。**阴胜**加干姜、**桂、附、吴萸及桃仁、**

红花之类，阳胜加知、柏、芩、连、门冬之类，平平浅浅中，亦不可废。"

陈修园调经重脾胃的思想来源于《内经》。《内经》认为：二阳之病发心脾，有不得隐曲，女子不月，其传为风消，其传为息贲者，死不治。依马莳注：二阳，就是足阳明胃脉，作用主纳水谷，却不能纳受者都是由于心脾出现问题。女子有不得隐曲之事，郁闷于心中，心不能生血，血不能养脾，胃无所受纳，脾不能运化，所以胃病发于心脾。而水谷衰少，无法化精微之气，血脉就会干枯，月经也就不能按时出现了。这种原因出现的月经不调，可用归脾汤加减，重加鹿茸、麦门冬，服二十余剂可愈。若是气郁不畅，心气不开，脾气不化，水谷日少，不能变化气血以入二阳之血海，这种情况出现的月经不调，可用归脾汤，加芍药、柴胡。若传变为风消，发热消瘦，可用归脾汤，加丹皮、栀子、地骨皮、芍药。传变为息贲，喘息上奔，用金匮麦门冬汤。

2. 推崇温经汤

陈修园认为"温经汤"是治疗月经病的一剂良药，惜神而明之，其人鲜矣。他在《女科要旨》中写道："若求其所以然之妙，《金匮》温经汤一方，无论阴阳、虚实、闭塞、崩漏、老少，善用之无不应手取效。此不特今之习女科者闻之吐舌，即数百年来注《金匮》之家，或识见不到而不能言，或珍为枕秘而不肯言。今修园老矣，不得不择人而传之。"

3. 调经之原则

陈修园认为，妇人有先病然后才导致月经不调的，也有因月经不调又生各种毛病的。在治疗的过程中可遵循这样的原则："如先因病而后经不调，当先治病，病去则经自调；若因经不行而后生病，当先调经，则经调病自除。"

他对李、方二家的调经方法大加赞赏，并大段节录。"诸家调经之说，是非参半。而萧慎斋以调经莫先于去病，录李氏之论一条，以分因详证治法；录方氏之论一条，又参以统论二氏之说，深合鄙意，今全录于后"。

4. 治室女"闭经"经验

陈修园认为室女患闭经比一般妇女患此症要严重很多，甚至会出现死亡。究其病因主要有两种：血海干枯或者经脉逆转。

如果是血海干枯的病因，宜用当归补血汤加麦冬、白芍各五钱，炙甘草二钱。若是极其虚弱，可加附子一钱。如果是经脉逆转的病人，宜用金匮麦门冬汤、芍药甘草汤，加牛膝、茜草之类，兼服四乌鰂骨一藘茹丸。倘或失治，就会发展成吐血、衄血、咳嗽、骨蒸，而成瘵病。若肝火炽盛，左胁刺痛，颈生瘰疬，佐以逍遥散，加瓜蒌实、川贝母、生牡蛎、青皮之类。若肝脉弦，上寸口鱼际，非药所能治，需要马上找夫婿嫁人，或加味逍遥散。若体常怯寒，食少腹胀，佐以六君子汤，加干姜之类；归脾汤、八珍汤可以出入互用。

对此类病人，陈修园选取了一虚一实两个医案，令学医的人举一反三，学习思考。其一是陈修园治室女闭经案：

"忆予于乾隆辛丑岁，朱紫坊黄姓之女，年二十二岁，始因经闭，服行经之药不效，后泄泻不止，食少，骨瘦如柴，服四神、八味之类，泻益甚，而五更至天明数次，便后带血。余主用金匮黄土汤，以赤石脂易黄土，以干姜易附子，每服加生鹿茸五钱，意以先止其泄泻便红，然后再调其经水，连服八剂，泄泻如故，而经水通矣。又服五剂，泻血俱止。后服六君子汤加干姜收功。可知鹿茸入冲任督三脉，大能补血，非无情之草木所可比也。"（《女科要旨·卷一》）

5. 调经用方　贵辨虚实

陈修园认为礼贵从俗，医道也是如此。调经精选习用之方共 19 首，希望使用者灵活使用，变浅近为神奇。

他还提出了易于掌握的加减套法："经血先期而至，加芩、连、知、柏；后期而至，加姜、桂、艾叶。实者加陈皮、枳实；虚者加人参、白术；大实而闭者，加大黄、枳实、桃仁、牛膝，更佐以抵当汤、桃仁承气汤；大虚而枯者，加参、术、鹿茸、牛膝外，更佐以人参养荣汤。经行而腹痛拒按者，加延胡索、木香；经已行而腹痛者，加人参、白术、干姜。经水不通、逆行而为吐血、衄血者，加牛膝、泽兰、韭汁、童便。若腹中素有痞，饮食满闷者，除地黄加枳实、半夏。色紫者，风也，加荆、防、白芷；黑者，热甚也，加芩、连、丹皮、地骨皮；淡白者，虚也，有挟痰停水以混之，加参、芪、陈、半；色如烟尘、水如屋漏水者，合二陈汤，再加防风、秦艽、苍术；如豆汁者，加芩、连；或带黄浑浊者，湿痰也，或成块作片，血不变者，气滞也，加元胡、枳实、陈皮。色变紫黑者，属热者多，属寒者亦有之，宜察脉审症。此外，若恶寒、发热、头痛，有汗加桂枝、姜、枣，无汗加麻黄、细辛之类，详于海藏六合汤，不赘。"

6.妇科慎用"丹参、益母、何首乌、郁金"

《女科要旨》记载，陈修园曾与诸生讲学于嵩山之井上草堂，为某些医生自夸为女科名手而忧虑，告诫弟子："女科本无纯粹可观之书，而世上医辈更不必深求之也。然而相传习用之药，不自知其为害人之品者则有四。"他认为这四种妇科常用药的药性为后人窜易，使用时需谨慎。

一是丹参。一般医生认为丹参药性是：不寒不燥，不补不攻，一味功兼四物，且能去瘀血生新血，是妇人之要药。但是，陈修园指出《本草经》记载：丹参味苦微寒，主心腹邪气，肠鸣幽幽如走水，寒热积聚，破癥除瘕，止烦满，益气。

似乎丹参作用专主驱邪，且驱心腹之里邪，与四物汤的功用恰好相反。若把丹参当成调理胎前、产后之常药而动辄用之，攻伐无过，脏气大伤。"此女科习用丹参之害人，一也"。

　　二是益母。一般医生认为：益母能通血脉，调经水，去瘀生新，为妇人之良药。但是《本草经》记载：茺蔚子味辛微温，主明目益精，除水气，久服轻身。茎主瘾疹痒，可作浴汤。一名益母，一名益明，一名大札，生池泽。其中无一字言及妇人经产之症，却被医生们当成女科常用药。陈修园认为后人"东请西延，别有杀人不见血之技，修园恶之，此女科习益母草之害人，二也"。

　　三是何首乌。时医认为熟地黄大补阴血，恐其腻膈减食，就用何首乌代替。但是《本草经》中没有记载何首乌，到了宋代《开宝本草》才开始记载，极赞其功。是后人新增的药物。陈修园指出："惟于久疟偶用之，取其味涩之能截疟也；久痢偶用之，取其味苦之能坚肠也。若谓其能滋阴补肾，如《开宝》所夸之效，吾不信也。"进而质问道："盖药之能滋润者，必其脂液之足也；药之能补养者，必其气味之和也。试问滞涩如首乌，何以能滋？苦劣如首乌，何以能补？正与地黄相反，何以谓其功用相同而相代乎？"

　　四是郁金。一般医生认为妇人之病多由于抑郁，郁金能解诸郁，为妇人之良药。陈修园发现《神农本草经》没有记载这种药物，至《唐本草》才有记载，即：郁金味苦寒，主血积，下气生肌，上血破恶血，血淋、尿血、金疮。

　　陈修园认为郁金"解郁"之作用，不见经传，医人切不可惑此邪说。如果病人是经水不调因实而闭的，不妨以此决之。如果是因虚而闭的，则万万不可用了。"且病起于郁者，即《内经》所谓二阳之病发心脾，大有深旨。若错认此药为解郁而频用之，十不救一。至于怀孕最忌攻破，此药更不可以沾唇。即在产后，非热结停瘀者，亦不可轻用。若外邪未净者，以此擅攻其内，则邪气乘虚而内陷，若气血两虚者，以此重虚其虚，则气血无根而暴脱。"

（二）种子

1. 不孕的原因

（1）妇人无子，皆由经水不调。月经不调的原因是内有七情之伤，外有六淫之感，或气血偏盛，阴阳相乘所致。所以陈修园认为治疗不孕症方法之一就是调经。

（2）如果妇人月经正常，身无他病，还是不孕，主要有两个原因：一则身体过于肥盛，脂满子宫而不纳精也。可用启宫丸。一则身体过于羸瘦，子宫无血而精不聚也。陈修园推荐景岳育麟珠。

2. 孕育的条件

骆龙吉的《内经拾遗》，人罕言及，而陈修园推荐门人阅读此书，并在《女科要旨》中大段引述。书中记载了"男女媾精，万物化生，则偏阴不生，偏阳不长，理有必然者也"。提出不孕与男女双方皆有关系。如果女方不受孕，是气盛血衰的缘故。气盛血衰的主因是"伤于寒热，感于七情，气凝血滞，荣卫不和，以致经水前后多少"，这叫作阴失其道，所以无法受孕。因男方引起的不孕，主要是气虚精弱的缘故。气虚精弱的主因为色欲过度，伤于五脏，脏皆有精而藏于肾，肾精弱射精无力，因此出现不孕。可见男女不孕，需要调经养精。

书中提出孕育的秘诀有四：一曰择地，二曰养种，三曰乘时，四曰投虚。其中"投虚"相当于现代计算排卵期的方法。"如月经一来即记其时，算至三十时辰，则秽血涤净，新血初萌，虚之时也，乘而投之。"这种算法虽不精确，但是古人已粗略懂得月经与排卵的关系了。

（三）安胎

陈修园曾应弟子之请，总结安胎简易之法。他取王海藏、汪石山、赵养葵等人的思想，以平易从俗的方式解释胎前的治疗方法，安胎之法顾护脾胃，兼补肾气。

1. 清热养血

陈修园赞同王海藏关于安胎的理论，认为："胎前气血和平，则百病不生。若气旺而热，热则耗气血而胎不安，当以清热养血为主。若起居饮食调摄得宜，绝嗜欲，安养胎气，虽感别症，总以安胎为主。"

而安胎之法主要有两方面：其一，如母病以致动胎，只需治疗母病则胎自安；其二，若胎气不固，或有触动以致母病者，应先安胎则母自愈。

2. 养血健脾，清热疏气

陈修园取汪石山的主张：凡胎前以养血健脾、清热疏气为主。

3. 安胎需肾中和暖

陈修园赞同赵养葵的"胎荄之系于脾，犹钟之系于梁也；若栋柱不固，栋梁亦挠；必使肾中和暖，然后胎有生气，日长而无陨坠之虞"的观点。

4. 创"新定所以载丸"

陈修园在《女科要旨·安胎》中记载了他的妻子数次流产，悟出"新定所以载丸"的全过程。

新定所以载丸的组方：

治胎气不安不长，妇人半产，或三月或五月按期不移者，必终身不能大产，惟此丸可以治之。

白术一斤（去皮芦，置糯米上蒸半炷香久，勿泄气，晒干，研为末），桑寄生六两（以自收者为真，不见铜铁，为末），川杜仲八两（炒去丝，为末），人参八两（焙为末），云茯苓六两（生研为末），以大枣一斤擘开，以长流水熬汁迭丸，如梧桐子大，晒干退火气，密贮勿令泄气。每早晚各三钱，以米汤送下。

治胎气不安不长，妇人半产，或三月或五月按期不移者，必终身不能大产惟此丸可以治之。

解析：白术为补土之正药，土为万物之母而载万物，故本方取之为君。茯苓感苍松之气而生，苗不出土，独得土气之全而暗长。寄生感桑精之气而生，根不入土，自具土性之足而敷荣。一者伏于土中，俨若子居母腹；一者寄于枝上，居然胎系母胞。二物夺大地造化之神功，故能资养气血于无形之处，而取效倍于他药也。杜仲补先天之水火，而其多丝尤能系维而不坠。人参具三才之位育，而其多液尤能涵养以成功。今年甲子，四百一十四甲子矣。此方从读书颇多、临症颇熟悟出。盖自唐宋以后，著女科书之前辈，不下数百人，未闻有一人道及于此，今特为补论，大为快事。

（四）"四物汤"的应用

陈修园认为使用四物汤时："伤寒宜按六经而加之，杂病宜取按各病之主药而加之，难以预定为何药。"四物汤为妇科之主药，神而明之，存乎其人。陈修园总结了用四物汤加减治疗妇科杂病的经验。

子满者，孕妇忽见通身肿满，是胎中挟水，水与血相搏，前方（四物汤）加白术、陈皮、茯苓、泽泻。

子气者，病在气而不在水，气滞而足面肿，喘闷烦食，甚则脚指出黄水，前方去地黄，加香附、紫苏、陈皮、天仙藤、炙甘草，《金匮》葵子茯苓散慎勿轻用。

子悬者，何柏斋谓浊气举胎上凑也；胎热气逆，心胃胀满，前方去地黄，加紫苏、陈皮、大腹皮、人参、甘草、生姜。

子烦者，心中懊恼、口燥心烦，前方加麦冬、知母、竹叶、人参、甘草。

子淋者，孕妇小便涩少，乃肺燥而天气不降，前方加天门冬以清之；肾燥而地气不升，前方加细辛以润之，佐木通、茯苓以通其便，人参、甘草以补其虚，即本草安荣散之义。而《金匮》云：妊娠，小便难，饮食如故，以当归贝母苦参丸主之。大意以肺之治节，行于膀胱，则热邪之气除，而淋沥自止。

转胞症，又与子淋、便难二症分别。或因禀受弱者，或因忧郁伤脾者，或因性急伤肝者，或因忍小便所致者，大抵胎下而压胞，胞系了戾不通，其状小腹急痛，不得小便，甚者至死，必令胎能举起，悬在中央，胞系得疏，水道自行。前方（四物汤）加参、术、陈、半、升麻、生姜，空心服之，或服药后以手探吐，吐后又服之。又《金匮》云：但利小便则愈，宜肾气丸主之。意者，胞之所以正者，胞之前后左右，皆大气充满，扶之使正。此方大补肾中之气，所以神效。

子嗽者，怀孕咳嗽，由于火盛克金。前方（四物汤）加桑白皮、天门冬、紫菀、竹茹、甘草。

子痫者，怀孕卒倒无知，目吊口噤，角弓反张，系肝风内动，火势乘风而迅发，前方（四物汤）加羚羊角、钩藤、竹沥、贝母、僵蚕；甚者间服风引汤，继以竹叶石膏汤、鸡子黄连汤以急救之。

子鸣者，妊娠腹内儿有哭声，乃脐上疙瘩，儿含口中，因孕妇登高举臂，脱出儿口，以作此声。前方（四物汤）加茯苓、白术，仍散钱于地，令其曲腰拾之，一二刻间疙瘩入儿口，其鸣即止。

子喑者，妊娠八九月间，忽然不语。盖胎系于肾，肾脉荣舌本，今因胎气壅闭，肾脉阻塞，应静候其分娩后，则自愈。或用前方（四物汤）加茯苓、远志，一二服亦可。（《女科要旨》）

（五）产后杂病

1. 产后诸病，在调脾胃

关于产后病的治疗方法，在当时闽南一带历久习惯宗法朱丹溪的"产后有病，先固气血"的思想。所以许多医生治疗产后并主要以大补气血为主，即使有杂病，也不去治疗。对此种治疗方法，薛立斋、汪石山极赞其妙，而陈良甫、单养贤诸论皆不出其范围，虞天民、叶以潜则以去瘀血为主。

面对**众说纷纭**的主张，陈修园引《内经》："乳子之时而患寒病热，脉止宜悬小，**不宜实大**，以产后新虚**故也**。手足温则生，若脉虽悬小，而见手足俱寒是**脾气衰绝**，阴气暴起则**死**。""乳子中风，而身为大热，以至喘鸣息肩者，为风**热**逆于阳位也。其**脉必**不能悬小而实大，但须实大之中，而见往来而和缓是**脾胃**之气尚荣于**脉则生**，设见疾急则胃气已绝，必死。"提出了治疗产后**病**当**调脾**胃为主的**主张**。

2. 产后病辨治宗《金匮》之规

陈修园提出治疗产后病，当宗《金匮》之说。他在《女科旨要·产后》中说："今举《金匮》为主，若得其一知半解，便足活人。"

（1）产后三病为纲

陈修园主张"产后三病为纲"。"三病"即《金匮》中提到的"新产妇人有三病，一曰**病痉**，二曰病郁冒，三曰大便难"。当然了，这三纲并不意味着产后病只有这三种，而是最有代表性罢了。

陈修园首先诠释了什么是产后三病：

①病痉：*新产之妇，畏其无汗。若无汗，则荣卫不和，而为发热无汗等症，似乎伤寒之表病，但舌无白苔，及无头痛项强之可辨也。然虽欲有汗，又恐其血虚，气热，热则腠理开，而多汗出，汗出则腠理愈开，而喜中风，血不养筋，而风又动火，故令病痉。*

②郁冒：*新产之妇，畏血不行，若不行，则血瘀于内，而为发热、腹痛等症，似乎伤寒之里病，但舌无黄苔，及无大烦躁、大狂渴之可辨也。然虽欲血下，又恐过多而亡血，血亡，其气无耦而外泄，则复汗，血气两耗，则寒自内生而寒多，血为阴，阴亡失守；气为阳，阳虚上厥；故令头眩目瞀，或不省人事而郁冒。*

③大便难：*新产之妇，虽欲其汗出血行，又恐汗与血过多，以致亡津液，胃干肠燥，故大便难。*

产后三病究其病因皆是"亡血"和"伤津"。《女科旨要》中说:"产妇郁冒与大便难二病,皆因亡血、伤津所致。故其脉俱见微弱,惟呕而不能食,大便反坚,是为大便难纲中之兼症。"

（2）产后病常用方剂

①小柴胡汤

陈修园主张采用小柴胡汤治产后"郁冒、大便难"。他认为:"盖阴阳之枢,操自少阳。非小柴胡汤不能转其枢而使之平。至于产后大便难之纲中,其症便燥而且坚,由于血行过多,则阳明之血海干枯,而血不濡于下;不濡于下,则反逆于上而为呕,失和于中,而为不能食,阳明属胃,为血海。血不自生,生于所纳之水谷。人但知消导为平胃转胃,降逆顺气为安胃,甘寒柔润为补胃,而不知小柴胡汤为和胃深一层治法。《伤寒论》小柴胡汤方后云:上焦得通,津液得下,胃气因和三句,移来此节,堪为此症之铁板注脚也。故以上二症,统以小柴胡汤主之。此为郁冒与大便难之相兼者,详其病因而出其方治也。"(《女科要旨》)

②阳旦汤、竹叶汤

治疗产后中风,阳旦汤、竹叶汤主之。陈修园认为:"产后中风,续续数十日不解,似不应在桂枝证之例矣。然头微痛恶寒,时时有热,皆桂枝本证中,惟有心下闷一症,邪入胸膈为太阳之里证。其余干呕汗出,俱为桂枝证例中本有之症,是桂枝证更进一层,即为阳旦证。桂枝汤稍为加增,即为阳旦汤。病虽久,而阳旦症续在者,可与阳旦汤。"

张石顽云:举此与上文承气汤,为一表一里之对子,不以日数之多而疑其无表证也。

痉病须用竹叶汤。痉病本起于中风,今以中风将变痉病而言之。产后中风,发热,面正赤,喘而头痛。此病在太阳,连及阳明。而产后正气大虚,又不能以胜邪气,诚恐变为痉病,以竹叶汤主之。此为产后中风,正虚邪盛者，而出其补正散邪之方也。方中以竹叶为君者，以风为阳邪，不解即变为热，热盛则灼筋而成痉。故于温散药中，先君以竹叶而折其势，即杜渐防微之道也。太阳之脉，上行至头；阳明脉过膈，上循于面。二经合病多加葛根。

3. 产后虚症常用方剂

（1）大承气汤

陈修园认为，大虚后的实症，宜"大承气汤"。他解释道："郁冒之病既解而能食，至七八日更发热者，然发热而不恶寒，便知其不在表而在里矣。因能食而更发热，便知其非虚病而为食复矣。此为胃实，宜大承气汤主之。此言大虚之后有实症，即当以实治之也。"（《女科要旨》）"若畏承气之峻而不敢用，恐因循致虚，病变百出。甚矣哉！庸庸者不堪以共事也。若畏承气之峻，而用谷芽、麦芽、山楂、神曲之类，消耗胃气，亦为害事。"（《女科要旨》）

（2）当归生姜羊肉汤

陈修园认为，产后属虚，用当归生姜羊肉汤。他指出："产后属虚，客寒阻滞气血。则腹中痛，以当归生姜羊肉汤主之。并治腹中寒疝，虚劳不足。参各家说：痛者，缓缓痛也，概属客寒相阻。故以当归通血分之滞，生姜行气分之寒。然胎前责实，故当归白术散内加茯苓、泽泻，泻其水湿。此属产后，大概责虚，故以当归养血而行血滞，生姜散寒而行气滞。又主以羊肉味厚气温，补气而生血，俾气血得温，则邪自散而痛止矣。此方攻补兼施，故并治寒疝虚损。或疑羊肉太补，而不知孙真人谓：羊肉止痛，利产妇。古训凿凿可据，又奚疑哉？"（《女科要旨》）

4. 产后腹痛常用方剂

（1）枳实逍遥散

陈修园提出：产后中虚寒动，宜用枳实芍药散。他在《女科要旨》中写道："产后腹痛，若不烦不满，为**中虚**而寒动也。今则火上逆而烦气壅滞而满胃不和而不得卧，此热下郁而碍上也，以枳实芍药**散**主之。此为腹痛而烦满不得卧者，出其方治也。方意是调和气血之滞，**所谓通则不痛之轻剂也**。下以大麦粥者，兼和其肝气，而养其心脾，故痛脓亦主之。师曰：产妇腹痛，当以枳实芍药散。假令不愈者，此为热灼血干。腹中有干血，其痛着于脐下，非枳实芍药所能治也，宜下瘀血汤主之。亦主经水不利，此为痛着脐下，出其方治也。意者病去则虚自回，不必疑其过峻。"

（2）大承气汤

陈修园认为：产后少腹坚痛，宜用大承气汤。他论述道："产后七八日，无头痛、发热、恶寒之太阳症，少腹坚痛，此恶露不尽；治者不过下其瘀血而已，然其不大便，烦躁发热，切脉微实，是胃家之实也。阳明旺于申酉戌，日晡是阳明向旺之时。其更倍发热，至日晡时烦躁者，又胃热之验也。食入于胃，长气于阳，若不食，则已，而食入则助胃之热为谵语，又胃热之验也。然又有最确之辨。昼，阳也；夜，阴也。若病果在阴，宜昼轻而夜重。今至夜间，应阳明气衰之时，而即稍愈，其为胃家之实热，更无疑也。宜大承气汤主之。盖此汤热与结兼祛，以阳明之热在里，少腹之结在膀胱也。此言血虽结于少腹，若胃有实热，当以大承气汤主之。若但治其血而遗其胃，则血虽去而热不除，即血亦未必能去也。此条"至夜则愈"四字，为辨证大眼目。盖昼为阳而主气，暮为阴而主血。观上节"妇人伤寒发热，经水适来，昼日明了，暮则谵语，如见鬼状者，此为热入血室"以此数句，而对面寻绎之便知，至夜则愈，知其病不专在血也。"（《女科要旨》）

（六）妇人乳病

1. 疗产后乳病，当重脾胃

陈修园赞同萧慎斋的主张，认为："妇人以血用事，上为乳汁，下为月水。而血之所化，则本于脾胃，饮食之精微，运行而为乳、为经。产后脾胃之气旺，则血旺而乳多；脾胃之气衰，则血减而乳少。此立斋治乳汁以壮脾胃滋化源为要也。"如果不顾护脾胃，仅补气血，只起到了通乳的作用，达不到应有的效果。

2."乳痈 乳岩"诊治经验

乳痈初起，若服人参败毒散，瓜蒌散加忍冬藤、白芷、青橘叶、生芪、当归、红花之类，敷以香附饼，即见消散。如已成脓，则以神仙太乙膏贴之，吸尽脓水自愈矣。

乳岩初起，若用加味逍遥散、加味归脾汤二方间服，亦可内消。及其病势已成，虽有卢扁，亦难为力。但当确服前方，补养气血，纵未脱体，亦可延生。

周季芝云：乳痈、乳岩结硬未溃，以活鲫鱼同天生山药捣烂，入麝香少许，涂块上，觉痒极勿搔动，隔衣轻轻揉之，七日一涂，旋涂旋消；若用行气破血之剂，是速其危也。

更有乳缩证，乳头缩收肉内，此肝经受寒，气敛不舒，宜当归补血汤加干姜、肉桂、白芷、防风、木通之类主之。

又有乳卸证，乳头拖下，长一二尺，此肝经风热发泄也，用小柴胡汤加羌活、防风主之；外用羌活、防风、白蔹火烧烟熏之。仍以蓖麻子四十九粒、麝香一分，研烂涂顶心，俟至乳收上，急洗去。此属怪症，妇人盛怒者多得之，不可不识。

3. 常用方剂

（1）瓜蒌散。

（2）香附饼。

（3）神仙太乙膏：治一切痈疽，不问脓之成否，并宜贴之。

（4）加味逍遥散：治肝经郁火，颈生瘰疬，并胸胁胀痛，或作寒热，甚至肝木生风，眩晕振摇，或咬牙发痉诸症。经云：木郁则达之，是也。

五、医案荟萃 🕊

陈修园临证经验丰富，他常常以自己治疗的经验现身说法，诠释经典，力推经典，告诫后人。虽然有一些带有陈修园标签的医案专集面世，如《南雅堂医案》等，但是其中所收录的医案难辨真伪，故少流行于世。今于陈修园最具代表性著作中广泛采撷，辑录其具有代表性的医案，以飨同道。

案例1：中风、痹症案

壬戌岁（1802），在保阳供职，制宪熊大人召诊。诊得两手脉厚而长，唯左手兼些弦象，两寸略紧。念祖谓脉厚得土之敦气，以厚道载厚福，脉长寿亦长，非谀语也。但弦为风脉，紧为痛脉，紧在两寸，恐上半身有痹痛等症也。大人云：所言俱对。但背上及手腕痛，或愈或作，约有五年余。指头麻木，十年前颇甚，今略麻而不木矣。念祖曰：风在骨节而作痛，妙在痛处，痛是气血与风邪相拒，非若偏枯之不痛也。书谓中指麻木，三年内必有中风之患。以中指属手心主之经故也。今拇指、食指为甚，特肺与大肠之气不调，不甚为害。然必须治之于早也。薛氏云：服风药以预防中风，适以招风取中。念祖师其意而不用其方，拟用黄芪桂枝五物汤常服。黄芪、桂枝尖、生芍药（以上各二钱）、生姜（四钱）、大枣（二粒，擘），水煎服。

昔人云：人在风中而不见风，犹鱼在水中而不见水。风，即气也。人在气交之中，得风以生，即宋儒所谓"和风一至，万物皆春"是也。因风以害，即释氏所谓"业风一吹，金石乌有"是也。人身五脏，而肝为风脏，乃生死之门户。无病，则风和而气息脉息俱和，不见其为风。有病，则风疾而气息脉息亦疾，遂露出风象，甚至目直手足动摇抽掣，汗出如珠，痰涎如涌等症，大显出风象，治之不及矣。唯指头麻木，时或眩运，时或历节作痛，病未甚而治之于先，则肝得所养，斯不为风病矣。肝属木而主春，阳春有脚，能去而亦能来，别有所以留之之道。吾于邵子之诗悟之。《内经》云：神在天为风。又曰：大气举之。庄子云万物以息相吹也，孟夫子谓塞乎天地之间，佛经以风轮主持大地，异同处实有一贯之道焉。兹方也，认定肝为风脏，取桂枝通肝阳，芍药滋肝阴，阴阳不偏，是为和气，亦即和风也。盈天地间，皆风而皆气，气贵善养。黄芪之补，是《养气章》勿忘工夫；大枣之缓，是《养气章》勿助工夫。且倍以生姜之雄烈，所以还其刚大浩然之体段。圣贤之一言一字，包涵万有，自可以互证而益明。

又拟丸方，（时常服食之方与救病之方不同，故取和平之品，与五谷五菜同功。古云：药以治病，食以养人。此方取义等于食物，即勿药意也）。熟地黄六两、於潜白术六两（米泔浸一宿，去皮切片，饭上蒸，晒）、怀山药三两（生姜汁拌炒）、甘枸杞三两（隔纸烘）、川附子二两（炒）、上肉桂一两（去皮，不见火，研）、人参二两（饭上蒸软，切片，隔纸烘，研）、鹿茸（去毛，切片，酥炙，勿伤焦）、麦冬二两（绍酒润，晒、烘）、五味子二两（盐水浸，炒珠）依制研末，炼白蜜丸如桐子大，用朱砂五钱研末为衣，晾干。每早以米汤送下三钱。忌食罗（萝）卜、芸苔、诸血、生蒜。

陈修园按：此方与黄芪桂枝五物汤相表里。黄芪桂枝五物汤补气以治风，所重在肝，肝为风脏，风者，天地之噫气也。气和即风和，鼓舞动荡，无有不周，即《孟子》所谓"塞乎天地之间"是也。此方补肾，亦是养肝。肝属木，为东方之生气。《庄子》云："野马也，尘埃也，生物之以息相吹也。"然而木生于水，乙癸同源，所重尤在于肾。《内经》云：肾藏志。又云：肾者，作强之官。夫曰"作强"，则为刚大浩然之根本，即孟子所谓"夫志，气之帅"是也。圣贤言包万有，虽《养气章》主学问而言，而尊生之道亦在其中。自汉医后，无一人谈及，鲜不以念祖之论为创，其实有所本而言。方中熟地补先天肾水，白术补后天脾土。然欲补肾，必先聚精，故取枸杞涵精气之完足，以佐熟地所不及。欲补脾，必先厚土，故取山药具土气之冲和，以佐白术所不及。而为脾肾之总根者，则在命门。命门之外为两肾，坎外之偶也。两肾之中为命门，坎中之奇也。方中附子入命门血分，肉桂入命门气分，二药温养水脏，为生生之本。即邵康节先生所谓"地下有雷声，春光弥宇宙"是也。又合生脉散（人参、五味、麦冬）之酸甘化阴，俾辛热之阳药不僭，再加鹿茸，为血气所长，较无情之草木倍灵。外以朱砂为衣者，取其色赤入心。《内经》云：心藏神，肾藏志。朱子《论语注》云"心之所之之谓志"是也。各家之说不足凭，而《内经》为三坟之一，证之圣经贤训，字字相符，医与儒原非二道也。（《时方妙用·中风》）

受业侄陈凤腾按：诸书逐而散之，风散即为气散，生而亦死。兹法养以和之，气和即为风和，死可回生，为风症补千古所未及。

按语：俞慎初先生曾经对这个医案作了精辟的分析，他认为此方与黄芪桂枝五物汤相表里。黄芪桂枝五物汤补气以治风，所重在肝。陈修园用黄芪桂枝五物汤治风，是取肝为风脏，桂枝通肝阳，芍药滋肝阴，达到阴阳不偏，成和合之风气。俞慎初分析道："至于丸方中，熟地补先天肾水，白术补后天脾土，然欲补肾，必先聚精，故取枸杞涵精气之完足，以佐熟地所不及；欲补脾，必先厚土，故取山药兴土气之冲和，以佐熟地、白术所不及也，而为脾肾之总根者，则在命门。命门之外为两肾，坎外之偶也。两肾之中为命门，坎中之奇也。方中附子入命门血分，肉桂入命门气分，二药温养水脏，为生生之本。又合生脉散人参、五味、麦冬之酸甘化阴，俾辛热之阳药不僭，再加鹿茸，为血气所长，较无情之草木倍灵。外以朱砂为衣者，取其色赤入心。陈氏治疗熊氏中风痹症，经服上述之药得以无恙，亦足证其治本症的见地了。古人治风以补气养血为主，辅以逐瘀活血，如王清任的补阳还五汤，即重用黄芪补气，四物养血活血，桃红逐瘀活血，诚为中风、瘫痪之效方。"

吴敬熙在《录陈修园先生医案一则》中写道:"陈氏在中风门附录此案,大意是论预防中风,为预防中风创立一法。"

案例 2:气短案

忆戊辰春,李太守名符清,患气短病。余主以桂苓术甘汤与肾气丸间服,许以半月必效。旋有所闻,惊怪而阻。另延津门陶老医,服葶苈、杏仁、枇杷叶、木通之类,二十余剂,胀肿癃闭而逝。(《长沙方歌括·征引一》)

按语: 由此案例可知,医者医术再高明,也需要病家的配合与信任。任医如任将,与人的安危息息相关。文中的李太守,不识良医,命丧庸医之手。

案例 3:咳嗽案

候补知县叶名钧,偶患咳嗽,微发热,小便不利。余曰:小青龙汤一服可效。渠怪而不服,另延姑苏叶天士之族侄诊之,说水不制火,火气刑金,日以地黄两许,麦冬、阿胶、枇杷叶、贝母之类为佐。二十余日后,与余相遇于北关官廨,自言咳嗽已愈,惟早起气觉短促,余无他病。余察其面部皮里膜外伏青黯之色,环口尤甚,按其脉数而弦艽,重按之散而无神。遂直告之曰:此群阴用事,阳光欲熄之候,宜抛去前药,以白术、附子浓煎,调生姜自然汁半杯,六七服,尚可急救。叶公以余言太激而不答。是晚,自觉倦息异常,前医仍用熟地一两,党参五钱,枸杞、麦冬、阿胶各三钱,杜仲、酒芍、当归各二钱,炙甘草一钱,服之,次早神昏不语,痰涎如涌。渠胞弟惊告,余曰:前言一线残阳,扶之尚恐不及,况以熟地等助其阴霾之气乎? 今阴霾之气,上弥天际,痰涎涌盛,状如中风。盖以肝为风木之脏,人当东方生气将脱之顷,往往外呈此象,其实与中风无异也。诊其脉,弦数散乱,三五不调,余直辞不治,次日未刻果殁。(《长沙方歌括·征引一》)

按语：此案告诫病家治病当择良医，否则，医者误用方药，病人丧命却不知缘由。

案例4：水肿案

庚午秋七月，前任天津尹丁名攀龙，过余旅寓，见其面上皮里黧黑，环唇更甚，卧蚕微肿，鼻上带些青色。余直告之曰：君有水饮之病根，挟肝气而横行无忌。此时急疗可愈，若迟至二十日，病一发作，恐医日多，方日杂，总不外气血痰郁四字，定出搔不着痒之套方，即有谈及水饮，缓治以六君、二陈加减，峻治以滚痰、黑锡专方，此敷衍题面，而题理、题神则尽错矣。以药试病，试穷则变计，虽卢扁莫何！丁君心怪言之过激，弗听。至七月下旬病作，中秋后渐重。九月下旬邀诊，余告之曰：向者所陈之弊，今一一蹈之。前说明病发后毋庸用药，非自今推诿。然无中生有之治法，惟《金匮·咳嗽篇》用十枣汤。云：咳家其脉弦者，有火，此主之。又云：支饮家咳烦胸中痛者，不卒死，至一百日及一岁，亦宜用此汤。推病根成于旧岁冬初，未及一岁，且病发止六十余日，尚在百日之内。喻嘉言《医门法律·咳嗽续论篇》言之甚详，俟有识有胆者用之。而余则不能。坐中有一老医力争不可，余姑拟龙、牡、甘、苓行水化气等药而去，遂不复延。嗣余奉委到高阳办理赈务，闻渠延医满座，日以熟地、枇杷叶、炮姜、附子、肉桂、人参，服之不断，渐至大喘，肿胀吐血，大衄，耳目俱出血，小水全无而殁。（《长沙方歌括·征引一》）

陈修园按：按程郊倩谓怪灾病，孽不在庸医之好造谣言，而在病家之贵耳贱目。执俗本之本草，查对名医之处方，执俗本之套语，贬驳名医之治法，以致名医叹息而不与辨，决然而去，岂非灾由自取耶！

按语：二、三、四则医案，皆是陈修园在《长沙方歌括》中感叹病家不喜欢听医生直言病情，以致殒命的案例。

刘渡舟《伤寒论十四讲》提出："水为阴邪，上凌于心，心之华在面。

今阴邪搏阳，营卫凝涩，心血不荣，故其人面带虚浮，其色黧黑，或出现水斑（额、颊、鼻柱、口角等处，皮里肉外，出现黑斑，类似色素沉着）。昔陈修园在保定望丁攀龙'面上皮里黧黑，环口更甚，卧蚕微肿，鼻上带青……直告之曰：君有水饮之病，根挟肝气，而肆行无忌'。质之于丁，其证情果如陈氏所言。此证又因心阳先虚，舌质必见淡嫩，水从下而上，苔则水滑而主津液不化。"

案例 5：闭经案

忆予于乾隆辛丑岁，朱紫坊黄姓之女，年二十二岁，始因经闭，服行经之药不效，后泄泻不止，食少，骨瘦如柴，服四神、八味之类，泻益甚，而五更至天明数次，便后带血。余主用金匮黄土汤，以赤石脂易黄土，以干姜易附子，每服加生鹿茸五钱，意以先止其泄泻便红，然后再调其经水，连服八剂，泄泻如故，而经水通矣。又服五剂，泻血俱止。后服六君子汤加干姜收功。可知鹿茸入冲任督三脉，大能补血，非无情之草木所可比也。（《女科要旨》）

陈修园按：又阅喻嘉言《寓意草》载杨季登之女，经闭年余，发热食少，肌削多汗，而成劳怯。医见多汗，误谓虚也，投参术，其血愈涸。余诊时，见汗出如蒸笼气水，谓曰：此症可疗处，全在有汗。盖经血内闭止，有从皮毛间透出一路，以汗亦血也，设无汗而血不流，则皮毛干槁而死矣。宜用极苦之药以敛其血，入内而下通于冲脉，则热退经行而血自止，非补药所能效也。于是以龙荟丸日进三次。月余，忽觉经血略至，汗热稍轻。姑减前丸，只日进一次。又一月，经血大至，淋漓五日，而诸病全瘳矣。附此二案，为一虚一实之对子，学者当一隅而三反之。

按语：该闭经案是脾肾虚寒，冲任不足所致。陈修园采用温脾补肾，固护冲任之法，其效颇著。陈修园认为室女患闭经比一般妇女患此症要严重很多，甚至会出现死亡。究其病因主要有两种：血海干枯或者经脉逆转。

对此类病人，陈修园选取了一虚一实两个医案，令学医的人举一反三，学习思考。

案例 6：伤寒案

嘉庆戊辰，吏部谢芝田先生令亲患头项强痛，身疼，心下满，小便不利。服表药，无汗反烦，六脉洪数。初诊疑为太阳阳明合病，谛思良久曰：前病在无形之太阳，今病在有形之太阳也。但使有形之太阳小便一利，则所有病气，俱随无形之经气而汗解矣。用桂枝去桂加茯苓白术汤，一服即瘥，惟夜间不寐。特告曰：此名虚烦，因辛热遗害。若用枣仁、远志、茯神等药，反招集其所遗而为孽，病必复作矣。用栀子豉汤，即愈。(《长沙方歌括》)

按语：此为阳虚水泛，水停下焦，致头项强痛，身疼，心下满，小便不利。头项强痛，服解表药无汗反烦，且六脉洪数，初诊颇为可疑。细思之，关键在有形之太阳与无形之太阳的关系。由于小便不利，心下满，当为水气内停之候。邪内停于膀胱，郁遏其经脉中阳气，故头项强痛、身疼。所以陈修园先用桂枝去桂加茯苓白术汤，使经气外达，去其头痛、身痛、小便不通。再用栀子豉汤治疗虚烦。

案例 7：伤寒案

嘉庆己巳季春，曹扶谷明府，患头痛项强、恶寒等证，自差次回垣后，更增出寒热往来，欲呕胸满等证。家严（陈修园）诊其脉数中见小，按之虚不应指。骇谓之曰：阳证见阴脉，法在不治，所幸者大小便如常，神识颇清，正虽虚而尚未溃。察其胸满欲呕、寒热往来之证，俱是病气欲从枢转之象，当乘机而利导之。遂令一日服小柴胡两剂，柴胡每剂八钱。次日再诊，以上诸证虽退，而心胸懊憹不安，语言错乱无次，实觉可忧。又诊其脉略缓，遂为之喜曰：邪从枢转而出，故寒热等证俱平；正为邪热所伤，故烦昏等证并见。此时须当救正，但"救正"二字，不读《伤寒》《金匮》

便以人参误事。立主用栀子豉汤，从离坎交媾处拨动神机，服后停药，静候三日。值阳明主气之期，申酉为阳明正旺之时，戊癸相合自愈。果如言应期而效。(《长沙方歌括》卷三)

按语：《伤寒论》有"寒热往来于外，胸胁苦满，默默不欲食，心烦喜呕，为虚火症。宜小柴胡汤"。曹扶谷患头痛项强、恶寒等证，后又增出寒热往来，欲呕胸满等证。其脉象数中见小，虚不应指，但是病者大小便如常，神识清醒，正虽虚却尚未溃，所以陈修园因势利导，先令患者服小柴胡汤，使邪枢转而出，再以"救正"为原则，出栀子豉汤方。陈修园在《伤寒医诀串解》中曾写到："既入少阳，无论伤寒、中风，皆为枢逆于内不得外达，均宜小柴胡汤达之。"因诊病时已季春，正值阳明主气之期，申酉为阳明正旺之时，故服栀子豉汤停药后，静候三日，应期而效。

案例8：小便不利案

有一张姓者，疟愈后，日饮水数升，小便不利，有用四苓加木通，服之三日，溺时茎痛，一日夜尿不及半小盏，尿盆底红如朱砂，日更医，遍服利水之药，形肿日增。有一老医马姓，主以济生肾气丸，早吞五钱，暮服六君子汤一服，许以半月必愈。服至二十余日不效，又增出不寐、气喘、呕逆之逆证。病家极恼前医之失，而求治于予。予诊其色，鼻准黄润，诊其脉虽细小中而却有缓象，直告之曰：此证误在前医，救在后医，止守前此丸汤并进，再十日必效，予无别法也。病家埋怨已极，誓不再服，叩头求请另方。予不得已，以权辞告之曰：前方虽佳，但日服不改，病气与药气习以为常，所以不效。今且用茯苓四钱，蛤蜊粉三钱，灯草十四寸，煎水服之，三日后再服前此之药方，必另有一番好处。病家喜而服之，是夜小便如涌，其肿亦退去十分之七，皮肤中时见汗意，再一服，大汗如雨，肿全消，而神气亦复。喜告于予，予令其遵马先生丸汤之法，渠弗听，从此即不服药，半月病愈体康。到寓面谢时，还痛说前医之过。甚矣哉！医

道之弗明也！（《金匮要略浅注》卷六）

按语：张氏疟愈后，患小便不利，遍服利水之药，而形肿日增。陈修园认为张氏之疾，前医误治以四苓加木通等利水之药，利水药愈利愈不利，以致水肿日增。幸得马医生用济生肾气丸、六君子汤，重在脾肾，得救其危。出现不适的反应是因为忽视了入肺之药，所以消肿利尿之功不明显。陈修园用茯苓入心肺脾之药，健脾利湿；蛤蜊为肺肾之药，消肿利尿；灯心草为心肺之药，利尿通淋。三药为甘、平之品，入肺经，肺主气，肺气舒，则水道通调。

案例 9：大小儿遗精案

道光庚辰岁，予大小儿年二十六岁。初病时少腹满，两旁相去有六寸远结二痏，长三寸，阔二寸，不红不痛，其气似相通状，大便不通，发作寒热，食少。医者纷纭不一，或以托里发散，或用下法，药多不效。至二三日之后，少腹满，渐高胀及腹上，及胸胁，逆气冲及咽喉，药物饮食不能下咽，气喘，冷汗出，四肢厥，有一时许竟目直口开。予不得已，用大温回阳之剂灌之，其初不能下咽，后约进有四分之一，其气略平些，苏回。予查其病症，云夜夜泄精，或有梦，或无梦，泄时知觉。以手捏之，有二三刻久方止，夜夜如是，后惊不敢睡，至鸡鸣时亦泄。诊其脉弦细芤迟。余思良久，方觉"阴寒精自出"句。生二痏者，乃阴寒聚结也，治之非大温大毒之品，不能散阴寒之结。非大补元气，不能胜阴邪之毒也。后用四逆、白通、理中、建中等汤数服，病症渐渐而瘥。此足见长沙之法，运用无穷。愿后之学人，深思而自得焉可。（《金匮方歌括》卷三）

按语：该患者二十六岁，患泄精。少腹满，两旁相去有六寸远结二痏，长三寸，阔二寸，不红不痛，其气似相通状，大便不通，发作寒热，食少。用托里发散以及下法，均无效，且病情逐渐加重，万般无奈，陈修园用大温回阳之剂救治，病情逐渐减轻，遂悟出《金匮要略》中的"阴寒精自出"

之理。医者可有所借鉴。

案例 10：妇人阴挺案

阴挺证，坊刻《外科》论之颇详，大抵不外湿热下注为病。薛立斋以补中益气汤、加味逍遥散、六味地黄丸、知柏八味丸为主，以当归芦荟丸、龙胆泻肝汤之类为辅，可谓高人一着，而究治无一效，何也？盖为前人"湿热"二字误之也。予在籍时，医道颇许可于人，治疗三十七载，阅历不为不多，而阴挺证，从未一见。意者古人用心周到，不过得所闻而备其病名乎？

迫至辛酉，以县令发直候补。公余之顷，时亦兼理斯道，方知直隶妇女，十中患此病者约有三四。甚者突出一二寸及三四寸，大如指，或大如拳，共形如蛇、如瓜、如香菌、如虾蟆不一；或出血水不断，或干枯不润，或痛痒，或顽麻不一。以致经水渐闭，面黄食少，羸瘦，咳嗽吐血，而寒热往来，自汗盗汗，病成劳伤而死。轻者但觉阴中滞碍，而无其形，或有形亦不甚显，无甚痛害。若经水匀适，尚能生育，时医名之曰瘤，又名吃血劳。所用之药，均无一效。或用刀割，一时稍愈，旋且更甚。余亦尝按前人之法而治之，亦未见效，未知何故。后读《内经》《金匮》《千金》等书，及各家秘藏等本，寻其言外之旨，而参以所见所闻，颇有所悟。因知此证，南人不患，即偶有之，治亦易愈；北人亦常患，治皆罔效，自有其故。盖以南人之阴挺，由于病变，书有其方，按法多效。北人之阴挺，由于气习，病象虽同，而病源则异，所以弗效。其云气习奈何？北俗日坐湿地，夜卧土坑，寒湿渐积，固不待言。男子劳动而散泄，妇人则静而常伏，至春夏以及长夏，湿得暑气之蒸，上腾有如蒸饭，妇女值经水之适来，血海空虚，虚则善受，且终日坐于湿地，而勤女红，土得人气而渐干，湿随人气以内入，即《金匮》胞门寒伤之义。更有甚者，长夏干土，得雨之后，则土中之虫无不蠕动，一闻血腥之气，虫头上仰，嘘吸其气。虫为阴类，血为阴汁，以阴从阴，毒气并之，即为阴挺之病根。推而言之，即不坐湿地，凡妇人不用马桶，蹲于厕中而便溺，厕中为污秽幽隐之处，更多湿虫之潜伏，其毒气皆能随其血腥之气而上乘之也。余家山中，每见小儿坐于湿地，多患阴茎肿胀，或作痛痒，俗谓蚯蚓吹也。治者揭开鸭嘴含之，以鸭喜食蚓也。或以花椒白矾汤洗之，以椒能胜寒，矾能除湿也。知此而阴挺之病根，更了如指掌矣。医者不察其由，止按成方以施治，无怪病日增剧。更有一种渔利之徒，以下水消肿攻毒之峻药为丸内服，又以蟾酥、硼砂、芒硝、麝香、雄黄、冰片、阿魏、白砒之类外敷，为害更烈。余所以不忍默然而坐视也。余于此证之初患者，以五苓散料，加蜀椒、黄柏、小茴、附子、沙参、川芎、红花之类，蜜丸，每服四钱，一日两服。外以花椒、苦参、苍术、槐花煎汤，入芒硝熏洗。又以飞矾六两，铜绿四钱，五味子、雄黄各五钱，桃仁一两，共为细末，炼蜜为丸，每重四钱，雄黄为衣，纳入阴中，奇效。或久而成劳，经水不利，以温经汤、肾气丸主之。而龟板、鳖甲、蒺藜之类，随症出入加减，亦有愈者，笔者难尽。惟于《金匮·妇人杂病》，及全部中属词比事，得其一言一字，以启悟机，断无不可治之证矣。(《女科要旨》)(《金匮要略浅注》卷九)

按语： 这是陈修园最得意的一个案例，在其著作中多次提及该医案。陈修园在北方候任时，目睹北方妇女多患阴挺，痛苦不堪，且无治疗良策的情况，认真研读中医经典，治病求因，分析认为"此证，南人不患，即偶有之，治亦易愈；北人亦常患，治皆罔效，自有其故。盖以南人之阴挺，由于病变，书有其方，按法多效。北人之阴挺，由于气习，病象虽同，而病源则异，所以弗效"。陈修园读《金匮要略》"妇人杂病篇"颇受启发。他采用了内服法：五苓散料，加蜀椒、黄柏、小茴、附子、沙参、川芎、红花之类，蜜丸，每服四钱，一日两服；熏洗法：花椒、苦参、苍术、槐花煎汤，入芒硝熏洗；纳药法：飞矾六两，铜绿四钱，五味子、雄黄各五钱，桃仁一两，共为细末，炼蜜为丸，每重四钱，雄黄为衣，纳入阴中；多方治疗，效果甚佳。

案例 11：咳嗽案

癸亥岁，司马公之媳，孀居数载，性好静，长日闭户独坐，得咳嗽病。服生地、麦冬、百合之类，一年余不效。延余诊之，脉细小而弦紧，纯是阴霾四布、水气滔天之象，断为水饮咳嗽。此时若不急治，半月后水肿一作，卢扁莫何！言之未免过激，诊一次后，即不复与商。嗣肿病大作，医者用槟榔、牵牛、葶苈子、厚朴、大腹皮、萝卜子为主，加焦白术、熟地炭、肉桂、附子、茯苓、车前子、牛膝、当归、芍药、海金砂、泽泻、木通、赤豆、商陆、猪苓、枳壳之类，出入加减。计服二个月，其肿全消，人瘦如柴，下午气陷脚肿，次早亦消，见食则呕，冷汗时出，子午二时，烦躁不宁，咳嗽辄晕。医家以肿退为效，而病人时觉气散不能自支。又数日，大汗、呕逆、气喘欲绝。又延余诊之，脉如吹毛，指甲黯，四肢厥冷。余惊问其少君曰："前此直言获咎，以致今日病不可为，余实不能辞其责也。但尊大人于庚申夏间将入都，沾恙一月，余进药三剂全愈，迄今三载，尚守服旧方，精神愈健，岂遂忘耶？兹两次遵命而来，未准一见，此证已束手无策，未知有何面谕？"渠少君云："但求气喘略平。"所以然者，非人力也。余不得已，以《金匮》桂苓甘术汤小剂应之（茯苓二钱，白术、桂枝、炙甘草各一钱）。次日又延，余知术拙不能为力，固辞之，别延医治，后一日殁。旋闻医辈私议，桂苓甘术汤为发表之剂，于前证不宜。夫桂苓甘术汤岂发表剂哉！只缘汤中之桂枝一味，由来被谤。余用桂枝，宜其招谤也。噫！桂枝之屈于不知己，将何时得以大申其用哉！（《神农本草经》卷二）

陈修园按：《金匮》谓气短有微饮，宜从小便出之，桂苓甘术汤主之，肾气丸亦主之。喻嘉言注：呼气短，宜用桂苓甘术汤以化太阳之气；吸气短，宜用肾气丸以纳少阴之气；二方俱借桂枝之力，市医不晓也。第桂枝为上品之药，此时却塞于遇，而善用桂枝之人，亦与之同病。

受业侄凤腾、鸣岐按：桂枝性用，自唐宋以后，罕有明其旨者。叔父引张隐庵注，字字精确。又引徐忠可之论，透发无遗。附录近日治案，几于痛哭垂涕而道之。其活人无己之心，溢于笔墨之外。吾知桂枝之功用，从此大彰矣！

又按：仲景书桂枝条下，有"去皮"二字；叶天士《医林指南》方中，每用桂枝末，甚觉可笑。盖仲景所用之桂枝，只取梢尖嫩枝，内外如一，若有皮骨者去之，非去枝上之皮也。诸书多未言及，特补之。

按语：此医案附在《神农本草经读·牡桂》中，陈修园在此记录了时人对桂枝的误解。

案例 12：痰饮案

许叔微云：予平生有二疾：一则脏腑下血，二则膈中停饮。血有时而止，停饮则无时而愈。始因年少时夜坐为文，左向伏几案，是以饮食多坠向左边。中夜以后，稍困乏，则饮酒两三杯，既卧就枕，又向左边侧睡。气壮盛时殊不觉，三五年后，觉酒止从左边下，漉漉（辘辘）有声，胁痛，饮食殊减，十数日必呕吐数升酸水。暑月止是右边身有汗，漐漐常润，左边痛处绝燥。遍访名医及海上方，服之少有验，间或中病，止得月余复作。其补则如天雄、附子、矾石，其利则如牵牛、大戟、甘遂，备尝之矣。予后揣度之，已成癖囊，如潦水之有科臼，不盈科不行，水盈科而后行者也。清者可行，浊者依然停蓄，盖下无路以决之也。是以积之五七日，必稍吐去而稍宽，数日复作。夫脾土恶湿，而水则流湿，莫若燥脾以胜湿，崇土以填科臼，则疾当去矣。于是悉屏诸药，一味服苍术，三月而疾愈。自此一向服数年，不呕不吐，胸膈宽，饮啖如故。暑月汗周体而身凉，饮亦当中下。前此饮渍于肝，目亦多昏眩，其后灯下能书细字，皆苍术之力也。

予初用茅术，半年后止用燥烈味极辛者，削去皮不浸，极有力而亦自然不燥也。山栀散用山栀一味，干为之末，沸汤点服。故知久坐不可伏向一边，时或运转，亦消息之法。(《医学实在易》卷六)

按语：这是一个非常有名的苍术应用的案例。许叔微患病后，遍求名医及经验方，但是全无效果。他自悟以燥脾胜湿，以土填科臼之法，服苍术一味，三月而病愈。苍术具有健脾燥湿，解郁辟秽之功。临床上常用来治湿胜困脾，倦怠嗜卧，脘痞腹胀，食欲不振等。

案例 13：腹满案

城西李某，患腹中满闷、倦怠懒言等证。医用逍遥散，服三十剂，小便绿色，脚痿弱。延余诊之。六脉数而弦。余曰：病在中土，土气本缓而变数。数者，缓之反也。且兼弦象，弦为土贼，误药，大伤土气。先以石斛、薏苡之类，先取其淡以补脾，嗣以大药救之。李某云：甘本入脾，今谓淡以补脾，何义？余曰：《洪范》有"炎上作苦，润下作咸"等句，皆就本物之味言也。惟于土，则曰"稼穑作甘"，以土本无味可指，故指土之所生而言也。无味即为淡，五味皆托始于淡，淡为五味之本。五脏皆受气于脾，脾为五脏之本，此理甚妙。李某持方商之前医，谓药方太薄，议进大补元煎，日服一剂。半月后，大喘大汗，四肢逆冷。适余为盐台，坚留署中治病。前医用贞元饮加味，即理阴之类，夜用六味回阳饮三剂。次早余到，肢冷如冰，汗出如涌，六脉全无，气喘，痰声漉漉(辘辘)。余曰：此因误服参、地过多，致下焦阴气上凌阳位，痰涎水饮闭塞气道，《内经》名为冒明晦塞。反以贞元饮、六味回阳饮与前此所服大补元煎，皆重用地黄附和阴气，令阴霾四布，水势滔天，托回阳之名，以促其归阴。余每年目击服此药枉死者数十人。午后阴气用事，必不能少延，果如言而殁。附此以为喜用地黄、当归、枸杞、人参者戒！(《景岳新方砭》卷一)

按语：陈修园借该医案述淡以补脾之理。他针对病情，以石斛、薏苡之类，先取其淡以补脾，然后再以大药救之。无奈未得病患信任，用前医所开药方，即张景岳的大补元煎，结果病情加重，又误用贞元饮、六味回阳饮理阴回阳，致患者死于医者方药。陈修园以此案告诫喜用地黄、当归、枸杞、人参等药的医生。

案例14：奇恒痢案

嘉庆戊午夏，泉郡王孝廉患痢七日，忽于寅午之交，声微哑，谵语半刻即止，酉刻死。七月，榕城叶广文观凤之弟，患同前症，来延，自言伊弟痢亦不重，饮食如常，唯早晨咽干微痛，如见鬼状，半刻即止，时届酉刻。余告以不必往诊，令其速回看着，果于酉戌之交死。(《医学实在易》卷三)

按语： 此奇恒痢极为罕见。张隐庵曾记录道：九窍皆塞，阳气旁溢，嗌干喉塞。薄为肠澼，热见七日死。陈修园经验：急宜大承气汤泻阳养阴，缓则不救。若用平易之剂，则无异于毒药。也有现代学者用五运六气理论分析这两个案例，即陈氏所遇二证，均发生在戊午年，从运气的角度看，戊为火运，午为少阴君火司天，火气太盛，故有此症，其危在七月，为火的成数。

案例15：消渴医案

辛亥岁，到义溪，有一妇人，产后一年，口渴不止。服药不效，予用四君子汤，加麦冬、乌梅、生干姜。蜜丸弹子大。令其嚼化，三日知，十日痊愈。方中妙在白术之苦燥，干姜之辛热，所以鼓胃气而升其水液也。(《医学从众录》)

按语： 消渴一证，有上中下之分，治法有滋肺、健脾、补肾之异。临床以鼓胃气，升其津而获效者甚众。本案以四君子加干姜配白术健运脾胃，佐麦冬之润，乌梅之收，药物配伍有其奥义，改汤为丸且嚼服，使药物缓缓吸收。

案例 16：滑胎案

余内子每得胎三月必坠，遵丹溪法用药，连坠五次。后余赴省应试，内子胎适三月，漏红欲坠。先慈延族伯字廷义，以四物汤加鹿角胶、补骨脂、杜仲、续断各二钱，一服而安，令每旬一次。余归，已六个月矣，阅其方，大为一骇！叹曰：补骨脂《本草》载其坠胎，又合鹿角胶、杜仲之温，芎䓖之行以助之，竟能如此之效！设余在家，势必力争，又以白术、黄芩坠之矣！此后凡遇胎漏欲坠之症，不敢专主凉血；而半产应期而坠者，专主火衰论治。扁鹊谓：命门为男子藏精、女子系胞之所。胎孕系于命门，命门之火，即是元气，以此养胎，故有日长之势。譬如果实，生于春而结于夏；若春夏忽作非时之寒气凉风，则果实亦因之以黄陨矣。惟用大补大温之剂，令子宫常得暖气，则胎自日长而有成。若非惯患半产，不必小题大做。凡得胎后，预服扶胎之药，以防漏坠，只用平补之法，余新定所以载丸，最验。

新定所以载丸，治胎气不安不长，妇人半产，或三月或五月按期不移者，必终身不能大产，惟此丸可以治之。

白术一斤（去皮芦，置糯米上蒸半炷香久，勿泄气，晒干，研为末）桑寄生六两（以自收者为真，不见铜铁，为末）川杜仲八两（炒去丝，为末）人参八两（焙为末）云茯苓六两（生研为末）以大枣一斤擘开，以长流水熬汁迭丸，如梧桐子大，晒干退火气，密贮勿令泄气。每早晚各三钱，以米汤送下。（《女科要旨》）

陈修园按：白术为补土之正药，土为万物之母而载万物，故本方取之为君。茯苓感苍松之气而生，苗不出土，独得土气之全而暗长。寄生感桑精之气而生，根不入土，自具土性之足而敷荣。一者伏于土中，俨若子居母腹；一者寄于枝上，居然胎系母胞。二物夺大地造化之神功，故能资养气血于无形之处，而取效倍于他药也。杜仲补先天之水火，而其多丝尤能系维而不坠。人参具三才之位育，而其多液尤能涵养以成功。今年甲子，四百一十四甲子矣。此方从读书颇多、临症颇熟悟出。盖自唐宋以后，著女科书之前辈，不下数百人，未闻有一人道及于此，今特为补论，大为快事。

按语：陈修园在《女科要旨》记录了其妻滑胎的经历，介绍了滑胎当用其自拟的方子"新所以载丸方"。

案例 17：产后血崩案

道光四年，闽都闽府宋公，其三媳妇产后三月余，夜半腹痛发热，经血暴下鲜红，次下黑块，继有血水，崩下不止，约有三四盆许，不省人事，牙关紧闭，挽余诊之。时将五鼓矣。其脉似有似无，身冷面青，气微肢厥。予曰：血脱当益阳气，用四逆汤加赤石脂一两，煎汤灌之，不差；又用阿胶、艾叶各四钱，干姜、附子各三钱，亦不差。沉思良久，方悟前方用干姜守而不走，不能导血归经也。乃用生姜一两，阿胶五钱，大枣四枚，服半时许，腹中微响，四肢头面有微汗，身渐温，须臾苏醒，自道身中疼痛。余令先用米汤一杯，又进前方，血崩立止，腹复厥回。大约胶姜汤，即生姜、阿胶二味也。盖阿胶养血平肝，去瘀生新，生姜散寒升气，亦陷者举之，郁者散之，伤者补之，育之义也。（《金匮方歌括·卷六》）

按语：东汉张仲景用阿胶多取其补血止血之功。如：黄土汤用之治"下血，先便后血"；白头翁汤加甘草阿胶汤用之治"产后下利虚极"；胶艾汤用之治"妇人有漏下者，有半产后因续下血都不绝者，有妊娠下血者"；温经汤用之治"病下血，数十日不止"；均取其补血止血之功效。现代研究证实，阿胶所含骨明胶朊、骨胶朊，水解后产生多种氨基酸胶质等，故既可营养补血，又因提高血清钙的缘故又可止血。临床应用时须注意：阿胶之补血止血，乃借其滋补黏腻之性，凝固血络而止血，但以日久不止，颜面无华，血色清淡者为适宜，若属实热或挟有瘀滞者，则有留瘀之弊，不可不察。（《湖北中医医案选集》第一辑）

案例 18：陈修园自身病案

道光三年，家君（陈修园）年七十一岁，于三月初旬，右胁之旁生一疮疬，大约有二指长，不及一寸，其痛时竟如刀刺。城中诸外科无不延而诊之，每敷药而痛更甚。端午后肌肉渐消，饮食亦渐减，再后一月，日间只饮稀粥，多不过一二茶钟。新秋以后病转剧，烦躁不宁，日夜不得安枕，水米不能沾牙者十余日。犀不得已急备后事。忽于中秋夜半略醒，犀以米汤半杯饮之，更见饱胀。犀思天下岂有半月绝谷之人尚能生存之理，婉劝家君，每日强饮粥数匙。三日后，每早晚可进一茶杯，精神甫定，即命犀曰：我数年所著之书尚未完备，即霍乱吐泻二条，亦须重补。前三年患此病而死者十有八九，其实皆死于药。霍乱一证，今有无知辈以"绞肠痧"疾食谷则死之实证，妄名为"干霍乱"，以伤寒霍乱证名为"湿霍乱"，两峰相峙，其药互相通用，贻害岂止一二人乎！命录仲景理中汤、孙真人治中汤，一以正群言之失，亦以见古人立法之纯也。（《医学实在易》）

按语：此案记载了陈修园 71 岁，已身患重病，痛苦不堪。待身体稍有精神，即投入编著医书的工作中。对陈元犀说："我数年所著之书尚未完备，即霍乱吐泻二条，亦须重补。"大医仁心，令人感动。

陈修园

后世影响

陈修园是一位伟大的中医教育家、中医科普大家，也是中医临床辨证论治的践行者，其学术思想和学术影响随其著作广泛流传。谢观在《中国医学源流论》"清代学派"中这样评价他："而陈修园之明白晓畅，足以启悟初学，亦自有独到处。"直到今天，他的医学著作依然是中医爱好者重要的参考。

一、历代评价

在中国中医教育史上，恐怕很少有人能够像陈修园这样，有充分的学术自信和能力，愿意放下身段，肯为中医普及和中医教育贡献出如此众多的精品力作。正因为如此，他的医学思想随着其著作的流行影响了一代又一代中医人。

《四库全书总目提要·医家类及续编》评价道："念祖墨守仲景，笃信经方，或谓其变化较少，治效未必尽符。然宗派纯正，议论明确，实足以阐发先贤，津梁后学，故晚近医者多奉为圭臬。"

陆懋修在《书陈修园伤寒论金匮要略浅注后》说道："修园《伤寒论浅注》，本张隐庵、张令韶二家言，撇去叔和重集诸篇，但就六经分解，适得三百九十七节。谓一节便是一法，即此为三百九十七法。"

晚清著名医家唐容川，应该是陈修园的一位知音。他的名著《血证论》中，有18次提及陈修园。如"本书补救论"中写道："世之读朱丹溪书者，见其多用凉药，于是废黜热药，贻误不少，而丹溪不任咎也。盖丹溪之书，实未尝废热药。世之读陈修园书者，见其多用热药，于是废黜凉药，为害尤多，而修园不任咎也。盖修园之书，实未尝废凉药。两贤立论，不过救一时之偏，明一己之见。"由此可以看出，陈修园的医学思想不仅影响了唐容川，而且在当时也拥有众多的追随者。唐容川在谈血证治法时，两次引陈修园的方药。如"宁血法"中记载了陈修园化裁仲景的麦门冬汤，去粳米，加白蜜，滋补其阴。在"补血法"中，记录了陈修园基于"血虽阴类，运以阳和，心肺之阳一宣，如日月一出，爝火无光，诸般邪热俱除，血自不扰，而循经矣"的理论，采用温补肺阳之法，用保元汤的甘温除大热，使肺阳布，阴翳自消。唐容川还记录了陈修园认为"气咳"的病机是肺肾不交，水天俱虚，所以采用二加龙骨汤加阿胶麦冬五味的方子。至于因肾经阴虚，阳无所附，气不归根，出现的浮喘咳逆，陈修园用二加龙骨牡蛎汤加阿胶麦冬五味子，其中附子少用，只作引导耳。此外，唐容川在"古今方共八十二条"中，更是对陈修园的主张大加赞赏，7处引陈修园的评价。唐容川还在陈修园《伤寒论浅注》《金匮要略浅注》的基础上，撰写了《伤寒论浅注补正》和《金匮要略浅注补正》，凡是唐容川认为陈修园注释有讹误之处的用"正曰"，认为需要补充注释的则冠以"补曰"。

任应秋先生曾说过："当前，我国治伤寒学的，大体言之，南方盛行陈念祖《伤寒论浅注》……"

邓铁涛先生也有同样的评价："清代除《医宗金鉴》为法定的医学教科书外，陈修园十六种可算是中医自学丛书或教学之书。我国长江以南以此书自学或者授传者实在不少。文章浅，易入门；歌好读，容易记。……读陈修园书而当医生者甚多。现在的名老中医中，亦有不少是私淑于陈氏的。"

陈修园医学著作影响非常大，"凡所刊《伤寒》《金匮》若干种，海内不胫而走，奉为圭臬"（《灵素节要浅注》杨序）。其中《灵素节要浅注》《伤寒论浅注》《伤寒真方歌括》《长沙方歌括》《医学实在易》《医学三字

经》《医学从众录》《伤寒医诀串解》《金匮要略浅注》《金匮方歌括》《女科
要旨》《神农本草经读》《时方妙用》《时方歌括》《景岳新方砭》《十药神书
注解》等单行本共出版发行了近四百余种，从《公余医录》《陈修园医书八
种》到《陈修园医书七十二种》等合订丛书的发行次数高达数百次，发行
范围远及日本、琉球一带。据记载，琉球国国王患风症，多方诊治没有效
果。琉球中山国的使臣吕凤仪曾来到福建，看到陈修园的《伤寒论浅注》
深受启发，便依该书之旨为琉球国王拟一药方，差人送给琉球国王，一服
便愈。

陈修园在仲景学研究方面也占有重要地位。在对六经的认识上，他赞
同标本中气说，反对错简论，是《伤寒论》六经气化学说的重要代表人物。
这些思想同样通过其编著的著作广为流传。

二、学术传承

（一）子孙后人

经常跟随陈修园学习，参与陈修园书籍编写工作的，主要有长子陈元
豹、次子陈元犀。

陈元豹，名蔚，号古愚。曾参与陈修园多部著作的编注，在《长沙方
歌括》小引中，陈修园提及"公余取《伤寒论》原文重加注疏。书成，附
此六卷于后，命男蔚按方而细注之。"陈元豹还参与了《金匮要略浅注》
《金匮方歌括》《伤寒论浅注》《长沙方歌括》《女科要旨》《神农本草经读》
《医学三字经》《时方妙用》《时方歌括》《景岳新方砭》等著作的编写校订
工作。

次子陈元犀继承父业，医术高超。元犀，字道照，号灵石。他曾参订
《灵素节要浅注》，整理出版《金匮要略浅注》，并请林则徐为该书作序，奉

父命为《金匮方歌括》韵注。在《金匮方歌括·小引》中元犀回忆道："一日，命元犀取《金匮方》，按分两并煮服等法韵注之，仿《伤寒一百一十三方歌括》体裁。元犀退而遵训，拟作六卷，家君见而乐之，遂即改正，命缮附于《金匮浅注》之后。"此外元犀还参与主持了《伤寒论浅注》《长沙方歌括》《医学实在易》《医学从众录》《女科要旨》《神农本草经读》《医学三字经》《时方妙用》《时方歌括》《景岳新方砭》等著作的整理出版工作。

孙男陈心典，字徽庵，陈元犀的长子。陈修园对陈心典的培养也倾注了大量的心血。在《女科要旨》卷端，陈心典回忆少时随祖父陈修园北上赴任，目睹其祖父公余不忘著书教子，陈修园曾"命先伯父（指陈元豹）拟注《伤寒论浅注》为前集，命先君（指陈元犀，下文同）拟注《金匮要略浅注》为后集，剖晰详明，以示来者。更遗《女科要旨》一书，命先君韵拟之，未及付梓"。心典以继承祖业为己任，陆续整理出版了大量的陈修园医籍，如《灵素节要浅注》《金匮方歌括》《长沙方歌括》《医学实在易》《医学从众录》《女科要旨》等，是整理出版陈修园医著的关键人物。

此外，陈修园的孙子陈心兰，字芝亭，参与了《灵素节要浅注》《金匮方歌括》《长沙方歌括》《医学实在易》《医学从众录》等书的校订，曾孙陈彩、陈文缟、陈敏及侄孙男陈亭参与了《灵素节要浅注》的校订工作，跟随陈修园学习的侄子陈道著纂集了《伤寒医诀串解》，并为《伤寒论浅注》加注按语。

（二）师友生徒

1. 生徒弟子

陈修园弟子众多，在陈修园的医书中，多次提到了受业林礼丰（受业约斋林永镐）、薛步云（清梯，见《伤寒论浅注》）、何鹤龄、黄奕润、林士雍，后学周宗超（余通家周宗超）、受业汪桂小山、受业门人周易图（世昂）、受业门人胡明怀（芝山）、受业门人郑保纪（弼斋）、受业门人林士雍（裕京）、受业南城廖封廷（芳斋）、受业吴玉光、受业年愚侄程绍书（宗禹）、受业侄定中（德本）。这些弟子也参与到陈修园诸多医书的整理编写出版工作中。

如《伤寒论浅注》卷一，"辨太阳病脉证篇"有："受业薛步云按：火劫发汗，今人少用此法，而荆、防、羌、独、姜、桂、芎、芷、苍、橘之类，服后温覆逼汗，皆犯火劫之禁。读仲景书宜活看，不可死板。"从字里行间可以发现其弟子薛步云承师之教诲，已是很有见地的医生，且敢于把自己在临证中的经验写入陈修园的著作中，而一句"读仲景书宜活看"，更是陈氏思想医学主张的再现。

林礼丰曾记载陈修园对他的教育："岁壬午，丰得拜见夫子，忝附门墙，夫子出所著《金匮要略浅注》十卷，命丰读之。领受之余，益见夫子之高且大也，其苦心于济世活人之术，岂浅鲜哉。"

陈修园对自己门人弟子的学术见解很尊重。《伤寒论浅注》卷三记载："余尝与门人言，仲师不独审病有法，处方有法，即方名中药品之先后亦寓以法。所以读书当于无字处著神也。受业门人答曰：此方中桂枝视他药而倍用之，取其入心也。……彼时不禁有起予之叹。""起予"，通常指老师受到弟子的启发。孔子曾说过"起予者商（卜夏）也"。

陈修园的子孙、门人相当深入地参与了其医书的著述工作，形成一个类似张隐庵学派那样的学术集团，为陈修园去世后整理出版其遗著留下了一支实力雄厚的队伍。

2. 神交知音

陈修园著作中涉及名人、医人众多，有被陈修园视为知音的，也有毫不留情提出批判的。除了张隐庵、高士宗之外，张心在、张宪公也得到陈修园的赞赏，并视为知音。

（1）张心在

陈修园医书中曾 19 次提及一个名字——张心在。《时方妙用》卷二介绍张心在较详。其云："适友人自安徽来，遗予以张心在《附经》一书。检阅之下，深喜其读书有得，可与共学适道也。虽识荆俟诸异日，而数千里神交，不啻同堂时晤对，请即以《附经》之原文，演为问答，未知心在以为然否。""近有张心在之论，深合鄙意，余所以数千里而神交之也。"《时方妙用》卷三"疟疾"记有："友人自安徽回，赠余医书一帙，乃张心在新著《附经》也。……此君若得名师益友而讲论之，将来为医中一巨擘，恨未晤其人。"《医学实在易》卷一记有："张心在先生，余未识面，而神交久之。""'问证诗'出《景岳全书》，张心在改订。"卷二记有："张氏号心在，近时人，著《张氏医参》《伏邪论》最精。"卷四记有："歙人张心在以三承气汤、四顺清凉饮、大柴胡之属以下之。""兹得张心在之论甚妙，心在云……""兹得张心在十味补心汤，散丸饮膏，随人所欲，亦为切用之剂。"卷七记有："十味补心汤，张心在新定丸、散、饮、膏，随人所入（欲）。"《医学三字经》："问症"记有："出《景岳全书》，张心在增润之。"此外，《金匮要略浅注》卷八记有："时贤张心在云。"《金匮方歌括》卷二记有："张心在云……"

从上述记载中可以看出，几乎与陈修园同时代的张心在，是一位在理论与实践上都有巨大成就的医家。张心在，清代医家，名节，字心在，号梦畹，安徽歙县人。生而聪颖，能诗文，兼通医学。尝著《张氏医参》七种，即：《医学一得》《持脉大法》《本草分经》《瘟疫论》《痘源论》《伤燥论》《附经》等。考：以歙县为中心的新安医学，在明代出现了汪机、徐春甫、吴崐等一大批享誉全国的一流医学家，清代有吴谦主编《医宗金鉴》，程应旄著《伤寒论后条辨》等。著名医家叶天士本是歙人，后来迁到苏州。此后歙医逐渐失去了往日的辉煌。张心在的成就不在其前辈之下，而且著书立说，自成一家，遇到陈修园知音，实乃幸事。

（2）张宪公

张宪公，在《长沙方歌括》卷五有云："以此解，超出前人。惜其所著《伤寒类疏》未刊行世。宪公讳孝培，古吴人也。"在解释"小承气汤"时，陈修园引张宪公的观点："承者，以卑承尊而无专成之义。天尊地卑，一形气也；形统于气，故地统于天；形以承气，故地以承天。胃，土也，坤之类也；气，阳也，乾之属也。胃为十二经之长，化糟粕，运精微，而成传化之府，岂专以块然之形，亦惟承此乾行不息之气耳。汤名承气，确有取义，非取顺气之义也。"最后陈修园不忘评价道："宪公此解，超出前人。惜其所著《伤寒类疏》未刊行世。宪公讳孝培，古吴人也。"在《医学实在易》卷八也有完全相同的记载。《伤寒论浅注》目录后："张宪公、王晋三以各方后㕮咀为末、先后煮、啜粥不啜粥、饮暖水、日几服夜几服等为法，亦不过于人人俱略中点个眼目。"

此外，陈修园在《医学三字经》中对前代诸位医家皆有自己的看法，如他提出"明以后，须酌量"，认为并非是所有的医家著述都是善本。他评价张景岳的《景岳全书》："所用之方，不外新方八阵，其实不足以名方。古圣人明造化之机，探阴阳之本，制出一方，非可以思议及者。若仅以熟地补阴、人参补阳、姜附祛寒，芩连除热，随拈几味，皆可名方，何必定为某方乎？"

陈修园对柯韵伯、徐忠可、尤在泾、张志聪、高士宗等医家大加赞赏，认为柯韵伯著《伤寒论注》《论翼》，"大有功于仲景，而《内经》之旨，赖之以彰"。徐忠可、尤在泾的《金匮》注是以喻嘉言医学思想为依据，而喻嘉言的《医门法律》阐发了《金匮》的秘旨。一句"大作者，推钱塘"，可见陈修园对张志聪、高世栻的推崇备至。并用很大的篇幅介绍张、高二人："二公同时学医，与时不合，遂闭门著书，以为传道之计。所注《内经》

《本草经》《伤寒论》《金匮》等书，各出手眼，以发前人所未发，为汉后第一书。今医畏其难，而不敢谈及。"

在"取法上，得慈航"后，陈修园解释说："取法乎上，仅得其中。切不可以《医方集解》《本草备要》《医宗必读》《万病回春》《本草纲目》《东医宝鉴》《冯氏锦囊》《景岳全书》《薛氏医按》等书为捷径也。今之医辈于此书并未寓目，止取数十种庸陋之方，冀图幸中，更不足论也。"

三、后世发挥

陈修园的医学思想，随其著作的普及流行而影响着后世医家。晚清唐容川就是深受其影响的一位医家。唐容川不仅补注补正了《伤寒论》《金匮要略》，而且在其《血证论》中将陈修园与朱丹溪、张景岳、喻嘉言并提。其云："言痫证者，说法不一。张景岳主温，朱丹溪主凉，喻嘉言主发汗利水，陈修园主寒热合治，皆有至理。"他还分析了当时习医者读书的弊端，即不加分析地学习。从这些语言中，可以总结出陈修园的学术思想影响之大。在临证经验上，唐容川对陈修园的主张颇有发挥。如其云："而陈修园谓血虽阴类，运以阳和，心肺之阳一宣，如日月一出，爝火无光，诸般邪热俱除，血自不扰，而循经矣。故又有温补肺阳之法，用保元汤，甘温除大热，使肺阳布，阴翳自消。设有痰饮咳嗽者，加五味杏仁，或用六君汤，加炮姜五味。《内经》云：形寒饮冷则伤肺。上二方，为形寒者立补肺之法。凡阳虚生外寒，及浊阴干上焦者，用以扶肺之阳，洵属良剂。然失血之人，多是阴虚，若执甘温除大热之说，妄投此等药料，鲜不致误？故年来从修园法者，能医杂证，而不能医虚痨，以其偏于补阳故也。"唐容川认为，陈修园治血证偏于补阳，对于形寒之人有效。唐容川还对陈修园如下的学术观点大加赞赏，陈修园认为："肾开窍于耳，而肾脉却不上头，肾与心交，假道于心腑小肠之脉，以入耳中，名曰听宫，为司听之神所居，其形如珠，皮膜包裹真水，若真水破，而耳立聋。有为大声所震而聋者，皮膜破也。或聋或不聋者，心肾不交。宜磁朱丸，以交心肾。有先耳鸣而后聋者，肾虚不能闭藏阴气，窒塞于阳窍也。宜六味丸去丹皮，加磁石五味龟板，令阴气自盛于本宫，不触于阳窍而愈。若外感暴聋，总不外少阳一经，足少阳胆脉绕耳叶，手少阳三焦脉入于耳，邪气壅塞，听宫为其所掩，宜逍遥散去白术加黄芩、半夏、生姜、竹黄、羚羊角、玉竹治之。风火交煽，宜防风通圣散。肝火炽甚，宜当归芦荟丸。尺脉弱者，宜桂附地黄丸。尺脉数者，宜大补阴丸。俱加磁石菖蒲肉苁蓉。神而明之，存乎其人，非笔者所能尽。"他认为陈修园说得最清楚。同时他进一步阐发道：若遇到久病之人，以及产妇，中宫大虚，不能堵塞肝肾之气，以致虚火上冲而出现耳鸣的人，虽系胆与肾中之火，但要填补脾胃以堵塞之。用归脾汤加柴胡山栀子鱼鳔莲子五味治之。或者四君子汤加莲米芡实薏苡仁黄精白芍淮山药。对于"地黄汤"，唐容川引陈修园语说明："人之既生，以后天生先天，全赖中宫输精及肾，而后肾得补益，谓此方非补肾正药。然肾经水虚火旺者，实不可离。"

陈修园的医书对现当代医家影响也很大，所记录的医方也在医者的妙手下重放光彩。

如：百合汤，出自《时方歌括》，主治心口痛，服诸热药不效者。亦属气痛。久痛原来郁气凝，若投辛热痛频增，重需百合轻清品，乌药同煎亦准绳。组成：百合一两，乌药三钱，水二杯煎七分服。是陈修园从海坛得来的。

后世中医用该方加减，应用百合汤治胃脘痛。

步玉如先生在《运用百合汤治疗胃脘痛的体会》一文中，回忆了应用百合汤治疗胃脘痛的经验："我在数十年临床实践中，应用百合汤治疗胃脘痛，每获良效。兹将应用经验和体会介绍如下，以供参考。"他记录了临床应用的经验："在 40 年代，我即开始应用本方，把气郁气滞之胃脘痛分为偏寒偏热两种。偏寒者，选用辛温行气之方；偏热者，即用本方，每收佳效。如曾治陈姓患者，男，44 岁。脘痛而胀，按之痛减，嘈杂，嗳气，泛酸，知饥纳少，舌苔微黄，质淡红，脉弦细。曾服理气止痛诸方，初尚有效，继则复痛如故。因思此证痛而兼胀，必属气痛，嘈杂泛酸，知饥纳少，服辛温行气之药不效，其病偏热无疑。故用百合汤，服 3 剂之后，痛胀减轻大半，继服数剂而愈。此外，某些胃脘热痛者，初用清热之药，能使痛减。但终不彻底，反复发作，经改用百合汤治疗，效果亦十分突出。如一王姓患者，男，40 岁。胃脘灼痛，吞酸，口苦，便干，舌苔黄，脉滑数，服用苦寒清热之剂，病反复不愈。乃改予百合汤。服 4 剂后，热痛基本消失，继服数剂获愈。"在提到自己临床应用的体会时，写道："百合汤确是对气郁化火或热痛效果较为突出的一首方剂。一般治气痛的处方中，多用辛温香燥之行气药，这对于单纯气滞者较适用。但是对气郁日久而化火者，则不宜继续香燥行气，而当配凉润之品，百合汤即符合此义。一般热痛而火势甚者，治疗可苦寒直折。但如遇热不盛，或用苦寒药后而热已减，则不可过用苦寒。此时当以性微寒之百合，配辛温行气之乌药，使其热得清，气得行，则疼痛可止。"

在范颖主编的《医学三字经应用新解》中，记录了百合汤加减的临床应用。如心痛证属素体阴虚，气机阻滞。若兼痰浊内阻，可合用瓜蒌薤白半夏汤；若兼瘀血内停，可合用血府逐瘀汤；若气阴两虚，可合用生脉散。

在《俞慎初教授运用陈修园时方的经验》一文中，同样记录了著名老中医俞慎初先生运用陈修园《时方歌括》《时方妙用》所载方剂的经验，如气滞胃痛、胃脘胀痛反复不已，俞老采用了加丹参一味，组成加味百合汤，治疗效果极佳。

又如：新采消瘰丸，也是俞慎初先生喜用的方剂。

此外，还有医人运用陈修园倡导的温脾燥湿的方法治疗消渴，在临床上取得了很好的效果。有人通过学习陈修园的《女科要旨》，治疗不孕症，在临床上也取得了令人满意的效果。陈修园对附子的研究，总结出"仲景用附子之温有二法，杂于地黄泽泻中，如冬日可爱，补虚法也；佐以姜桂之热，佐以麻辛之雄，如夏日可畏，救阳法也"。现代医人发挥了陈修园的思想，在临床上重用附子，以附子回阳之功治疗，取得了很好的效果。

综上所述，作为张仲景学术思想的传人，陈修园从医 50 余年，始终致力于中医普及教育工作，其传世医著语言晓畅，医理论述深入浅出，示习医者之门径，也给当今中医普及、中医教育提供了宝贵的经验。陈修园崇古而不泥古，重视中医经典的学习，尊张仲景为师，强调理论与临床实践密切结合。在中医理论方面有所阐发，如继承发展了张志聪的气化思想；在临证上也有所创新，所记载的医方被广泛应用于临床。虽然陈修园没有创立新的学术流派，但是其在中医教育与普及方面的卓越贡献，足以彪炳史册，为后人所景仰。

陈修园

参考文献

［1］林慧光.陈修园医学全书［M］.北京：中国中医药出版社，1999.

［2］宋大仁.清代名医陈修园传略［J］.中医杂志，1955，（5）：55-56.

［3］宋大仁，周绍奇，俞长荣.陈修园传［J］.福建中医药杂志，1957，2
（3）：40-39.

［4］福建省中医研究所医史研究室.关于陈修园的二三事［J］.福建中医药，
1958，（4）：38.

［5］邓铁涛.试论陈修园［J］.新中医，1979，（2）：20-23.

［6］王履康.陈修园小传［J］.福建医药杂志，1980，（6）：25-26.

［7］黄永融.杰出的中医学家陈修园［J］.福建医药杂志，1980，（6）：
30-32.

［8］赵正山.陈修园二事考证［J］.福建医药杂志，1980，（6）：35-36.

［9］叶锦先.试论陈修园其人其术［J］.江苏中医杂志，1982，（6）：4-6.

［10］李光春.陈修园卒年考［J］.福建中医药，1992，23（2）：16.

［11］崔为.一代儒医陈修园［J］.中国社区医师，2007，9（12）：95.

［12］崔为.陈修园其人其事索隐［J］.北京中医药，2009，28（10）：
781-783.

［13］沈仲奎.陈修园及其《医学从众录》［J］.中医药学报，1983，（1）：
27-29.

［14］余国俊.陈修园《女科要旨》评述［J］.四川中医，1985，（6）：2-3.

［15］刘友樑.陈修园《时方妙用》之特点［J］.贵阳中医学院学报，1986，
（4）：28-30.

［16］孙培林.陈修园与《神农本草经读》［J］.南京中医学院学报，1987，
（2）：38-39.

［17］陈绍宗，刘孔藤.陈修园《伤寒论浅注》评介［J］.福建中医药，
1990，21（3）：61-62.

［18］孟庆云.陈修园的出版公案［J］.江西中医药，2003，34（10）：
　　44-45.

［19］王姝琛，崔为.陈修园《家藏心典》汇纂者之研究［J］.中国社区医
　　师，2007，9（11）：12.

［20］王姝琛，崔为.陈修园《家藏心典》探赜［J］.长春中医药大学学报，
　　2007，23（2）：76-77.

［21］崔为，苏颖.陈修园著作真伪辨疑［J］.辽宁中医杂志，2007，34（12）：
　　1715-1716.

［22］陈凤芝.陈修园与《南雅堂医案》校注拾萃［J］.吉林中医药，2011，
　　31（2）：179-180.

［23］黄昭明.对陈修园"附子如冬日可爱，如夏日可畏"论点的临床实践
　　［J］.福建医药杂志，1980，（6）：22-24.

［24］俞慎初.陈修园学术经验简介［J］.福建医药杂志，1980，（6）：
　　26-30.

［25］竹剑平，侯公林，吴士元.试探陈修园关于《伤寒论》六经标、本、
　　中气学说［J］.浙江中医学院学报，1983，（6）：12-15.

［26］江淑安，叶琼花.陈修园《女科要旨》学术思想初探［J］.贵阳中医
　　学院学报，1984，（2）：26-27，43.

［27］盛国荣.从《灵素集注节要》看陈修园对运气理论的认识［J］.福建
　　中医药，1985，（1）：11-14.

［28］蔡友敬.陈修园对《伤寒论》的研究［J］.福建中医药，1985，（1）：
　　15-18.

［29］鲁兴勇.陈修园的八脉该二十八字脉象法［J］.中医函授通讯，1985，
　　（1）：307.

［30］陈国权.对陈修园《女科要旨》注重脾胃的探讨［J］.福建中医药，

1985,（3）：5-8.

［31］王民生.试评陈修园的虚痨论［J］.福建中医药，1985，（4）：46-47.

［32］戴月笙.试谈陈修园在妇科方面的成就［J］.福建中医药，1985，（6）：
42-44.

［33］林朗晖.中药"取类比象"说有其实践基础兼对陈修园若干学说的探
讨［J］.福建中医药，1986，（2）：14-15.

［34］傅瘦生.谈对陈修园学术的研究与评价［J］.福建中医药，1986，（6）：
2-5.

［35］卓家和.陈修园的学术思想刍谈［J］.江苏中医杂志，1987，（1）：
32-34.

［36］李光春.陈修园治疗吐泻经验初探［J］.福建中医药，1987，（2）：
12-13.

［37］曾绍裘.陈修园医学实践经验撷粹［J］.湖南中医学院学报，1987，
（3）：4-6.

［38］戴月笙.陈修园治疗血证的经验［J］.上海中医药大学，1988，（2）：
36-37.

［39］谷振声.陈修园医案考［J］.温州医学院学报，1988，18（3）：80-82.

［40］俞昌德.陈修园对针灸理论的贡献［J］.福建中医药，1988，19（1）：7-8.

［41］郑伟达.谈陈修园治疗妇科病的特点［J］.福建中医药，1988，19（1）：
9-10.

［42］周祯祥.陈修园对《神农本草经》的研究［J］.福建中医药，1988，
19（5）：8-9.

［43］孙益平，孟景春.试谈陈修园对血证理论的贡献［J］.重庆中医药杂
志，1989，（1）：31-32.

［44］陈绍宗，刘孔藤.对陈修园《伤寒论浅注》评介［J］.福建中医药，

1989，20（1）：43-44.

［45］伊达伟，刘雯聿.陈修园妇科学术观点初探［J］.甘肃中医，1990，（3）：9-11.

［46］黄强.陈修园论治消渴——理脾法初探［J］.福建中医药，1990，21（6）：18-20.

［47］徐荣庆.浅析陈修园学术思想［J］.黑龙江中医药，1991，（5）：5-8，56.

［48］张志远.论陈修园医学思想［J］.中医临床与保健，1991，3（3）：48-49.

［49］彭新兰，任春荣.学习陈修园治疗不孕症举隅［J］.陕西中医函授，1992，（6）：2-3.

［50］周天寒.陈修园治疗痛风浅述［J］.四川中医，1992，（8）：5-6.

［51］俞昌德.陈修园针灸临床特点之一［J］.福建中医药，1992，23（2）：29-30.

［52］王自强.陈修园的脾肾观［J］.福建中医药，1992，23（3）：31-33.

［53］戴月笙.浅谈陈修园对脉学的成就［J］.福建中医药，1992，23（3）：34-35.

［54］卓家和，郑大正.从《十药神书注解》探讨陈修园治痨的见解［J］.福建中医药，1992，23（3）：39-40.

［55］戴月笙.试论陈修园的血证观［J］.福建中医药，1993，24（5）：34-36.

［56］刘德荣，杨云明.俞慎初教授运用陈修园时方的经验［J］.福建中医学院学报，1994，4（1）：4-6.

［57］吴允耀.陈修园热病五法述微［J］.山东中医学院学报，1994，18（3）：179-180.

［58］刘香春.浅谈黄元御、陈修园应用运气学说在《伤寒论》研究中的贡献［J］.青海医药杂志，1995，25（9）：9.

［59］李志刚，陈晓萍.陈修园消渴治法临床运用举隅［J］.新疆中医药，1996，（2）：53-54.

［60］刘德荣.陈修园《医学从众录》的外治法介绍［J］.福建中医学院学报，1996，6（4）：11-12.

［61］杨玉岫.陈修园妇科学术思想探析［J］.新中医，1996，28（12）：5-7.

［62］刘德荣.陈修园论治泄泻经验初探［J］.福建中医学院学报，1998，8（4）：35-36，39.

［63］赵映前.陈修园治急症举隅［J］.中医药学报，1999，（3）：9-10.

［64］周明爱，周东浩.从《南雅堂医案》看陈修园辨治中风特点［J］.中医文献杂志，2000，（2）：18-19.

［65］林慧光，阮少涵.陈修园研究《金匮要略》的特点初探［J］.福建中医学院学报，2000，10（3）：35-37.

［66］林慧光.陈修园整理古医籍思路初探［J］.中国医药学报，2000，15（5）：7-9.

［67］刘德荣.陈修园论治消渴病经验初探［J］.中国医药学报，2000，15（6）：48-49.

［68］林慧光，林赛容.陈修园对时方的实践与贡献［J］.福建中医学院学报，2001，11（2）：47-48.

［69］甘慧娟.清代中医科普大家陈修园［J］.福建中医药，2000，31（4）：32.

［70］李春生.浅述陈修园对《伤寒论》的研究［J］.国医论坛，2001，16（5）：3-4.

[71] 林慧光．试析陈修园"维护旧论"学术思想的多面性［J］．中国医药学报，2001，16（6）：13-15，78．

[72] 刘德荣．陈修园《医学从众录》辨证用药经验初探［J］．云南中医学院学报，2001，24（1）：21-23．

[73] 尤卫平．陈修园治疗血证的学术思想探讨［J］．浙江中医杂志，2002，（3）：95．

[74] 林慧光，芮立新．陈修园对脾胃学说的实践与发挥［J］．中国医药学报，2002，17（8）：458-460，511．

[75] 林慧光．陈修园论治骨伤病症经验举要［J］．中医药学报，2002，30（5）：50-51．

[76] 林慧光．陈修园对《伤寒论》存津液的发挥［J］．福建中医学院学报，2003，13（1）：46-48．

[77] 宿佩勇．刍议陈修园治疟［J］．吉林中医药，2005，25（2）：3-4．

[78] 赵富生．从《医学三字经》看陈修园应用小柴胡汤的经验［J］．中国社区医师，2006，（8）：44-45．

[79] 阿胶之"初刻拍案惊奇"第4回水火相济陈修园参悟天地造化［J］．中国药店，2007，（4）：119．

[80] 王姝琛，崔为．陈修园《家藏心典》八味地黄丸运用举隅［J］．世界中西医结合杂志，2007，2（5）：266-267．

[81] 黄燃浩，常淑枫，肖照岑．浅谈陈修园治疫［J］．黑龙江中医药，2008，（5）：53-54．

[82] 马长春，马丹．陈修园《家藏心典》疳证论治探微［J］．世界中西医结合杂志，2009，4（11）：771．

[83] 朱俊程．陈修园脉诊理论浅析［J］．山西中医，2009，25（10）：1-3．

[84] 王姝琛，崔为．陈修园论治瘟疫经验［J］．吉林中医药，2009，29（11）：

931–932.

［85］崔为. 陈修园辨治产后病探析［J］. 上海中医药杂志，2009，43（7）：51–52.

［86］夏登杰. 陈修园的医学教育思想［J］. 学海，2009，（5）：197–200.

［87］王姝琛. 陈修园《家藏心典》论治痈疽经验探析［J］. 世界中西医结合杂志，2010，5（4）：288–290.

［88］陈建仁. 陈修园医易思想研究［J］. 山西中医学院学报，2010，11（2）：2–3.

［89］陈艺红，林慧光. 陈修园《南雅堂医案》的妇科治疗特点［J］. 福建中医学院学报，2010，20（1）：65–66.

［90］黄田镔. 陈修园脾胃学术思想研究［D］. 福州：福建中医药大学，2010.

［91］潘校诚，王勇. 论陈修园治中风用药特色［J］. 中国中医急症，2011，20（2）：278–279.

［92］清·陈修园著. 灵素节要浅注［M］. 清同治九年庚午奎壁堂刻本，1870.

［93］清·陈修园著. 金匮要略浅注［M］. 清同治九年庚午奎壁堂刻本，1870.

［94］清·陈修园著. 金匮方歌括［M］. 清同治九年庚午奎壁堂刻本，1870.

［95］清·陈修园著. 伤寒论浅注［M］. 清同治九年庚午奎壁堂刻本，1870.

［96］清·陈修园著. 长沙方歌括［M］. 清同治九年庚午奎壁堂刻本，1870.

［97］清·陈修园著. 医学实在易［M］. 清同治九年庚午奎壁堂刻本，

1870.

［98］清·陈修园著.医学从众录［M］.清同治九年庚午奎壁堂刻本，
　　　 1870.

［99］清·陈修园著.女科要旨［M］.清同治九年庚午奎壁堂刻本，1870.

［100］清·陈修园著.神农本草经读［M］.清同治九年庚午奎壁堂刻本，
　　　　1870.

［101］清·陈修园著.医学三字经［M］.清同治九年庚午奎壁堂刻本，
　　　　1870.

［102］清·陈修园著.时方妙用［M］.清同治九年庚午奎壁堂刻本，1870.

［103］清·陈修园著.时方歌括［M］.清同治九年庚午奎壁堂刻本，1870.

［104］清·陈修园著.伤寒真方歌括［M］.清同治九年庚午奎壁堂刻本，
　　　　1870.

［105］清·陈修园著.伤寒医诀串解［M］.清同治九年庚午奎壁堂刻本，
　　　　1870.

［106］清·陈修园著.十药神书注解［M］.清同治九年庚午奎壁堂刻本，
　　　　1870.

［107］清·陈修园.景岳新方砭［M］.清道光十年庚寅芸香堂刻本，1830.

［108］清·陈修园.南雅堂医案［M］.上海：上海群学书店石印本，1920.

［109］清·陈修园.家藏心典［M］.清道光十一年辛卯文焕堂刻本，1831.

［110］清·陈修园.医医偶录［M］.清同治十三年甲戌蜀川蓬莱友善堂刻
　　　　本，1874.

［111］清·陈修园.医学逢源［M］.清同治十年唐九如堂刻本，1871.

［112］清·陈修园.伤寒医约录［M］.清二酉堂刻本，1859.

［113］赵尔巽.清史稿［M］.第46册.北京：中华书局，2012.

［114］李驹.长乐县志［M］.福州：福建科技出版社，1993.

［115］清·唐宗海.血证论［M］.北京：中国中医药出版社，1998.

［116］林慧光.陈修园医学全书［M］.北京：中国中医药出版社，2003.

［117］任继学.中国名老中医经验集萃［M］.北京：北京科学技术出版社，1993.

汉晋唐医家（6名）

张仲景　王叔和　皇甫谧　杨上善　孙思邈　王　冰

宋金元医家（18名）

钱　乙　成无己　许叔微　刘　昉　刘完素　张元素

陈无择　张子和　李东垣　陈自明　严用和　王好古

杨士瀛　罗天益　王　珪　危亦林　朱丹溪　滑　寿

明代医家（25名）

楼　英　戴思恭　王　履　刘　纯　虞　抟　王　纶

汪　机　马　莳　薛　己　万密斋　周慎斋　李时珍

徐春甫　李　梴　龚廷贤　杨继洲　孙一奎　缪希雍

王肯堂　武之望　吴　崑　陈实功　张景岳　吴有性

李中梓

清代医家（46名）

喻　昌　傅　山　汪　昂　张志聪　张　璐　陈士铎

冯兆张　薛　雪　程国彭　李用粹　叶天士　王维德

王清任　柯　琴　尤在泾　徐灵胎　何梦瑶　吴　澄

黄庭镜　黄元御　顾世澄　高士宗　沈金鳌　赵学敏

黄宫绣　郑梅涧　俞根初　陈修园　高秉钧　吴鞠通

林珮琴　章虚谷　邹　澍　王旭高　费伯雄　吴师机

王孟英　石寿棠　陆懋修　马培之　郑钦安　雷　丰

柳宝诒　张聿青　唐容川　周学海

民国医家（7名）

张锡纯　何廉臣　陈伯坛　丁甘仁　曹颖甫　张山雷

恽铁樵